医学影像技术与疾病诊断应用

顾 艳 / 主编

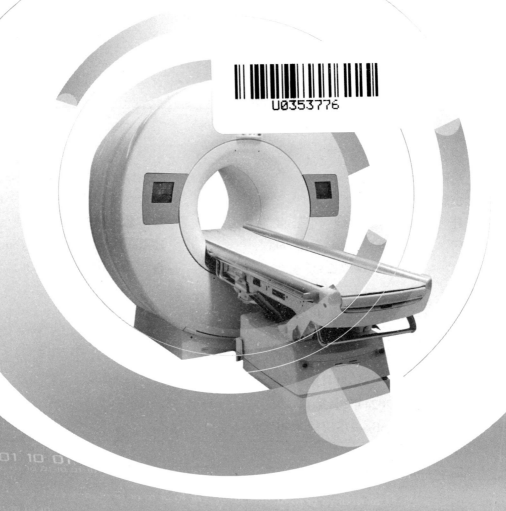

U0353776

延吉·延边大学出版社

图书在版编目（CIP）数据

医学影像技术与疾病诊断应用 / 顾艳主编. -- 延吉:
延边大学出版社, 2023.11
ISBN 978-7-230-05880-3

Ⅰ.①医… Ⅱ.①顾… Ⅲ.①影象诊断 Ⅳ.
①R445

中国国家版本馆CIP数据核字(2023)第216915号

医学影像技术与疾病诊断应用

主　　编：顾　艳
责任编辑：郑明昱
封面设计：文合文化
出版发行：延边大学出版社
社　　址：吉林省延吉市公园路977号　　　　邮　　编：133002
网　　址：http://www.ydcbs.com　　　　　　E-mail：ydcbs@ydcbs.com
电　　话：0433-2732435　　　　　　　　　　传　　真：0433-2732434
印　　刷：三河市嵩川印刷有限公司
开　　本：787毫米×1092毫米　　1/16
印　　张：13.75
字　　数：200千字
版　　次：2023年11月第1版
印　　次：2024年1月第1次印刷
书　　号：ISBN 978-7-230-05880-3

定　　价：98.00元

编　委　会

前　言

医学影像设备的发展和当代科技的发展紧密相关。20世纪70年代初，伴随着物理学、电子学、计算机和微电子技术等的飞速发展，全新的影像设备如CT、MRI、DSA CR 和 DR 等不断涌现。医学影像设备的快速发展推动了影像技术的创新驱动，影像精准，技术先行。医学影像设备不断更新换代，医学影像新技术层出不穷。

本书注重系统性和逻辑性，重点突出，由浅入深，深入浅出。分别介绍了各系统疾病X线临床诊断、MRI临床诊断、CT临床诊断、核医学临床诊断等内容；在吸收了同类专著精华的同时，内容充实新颖、前后衔接紧密，理论联系实际，注重实用性。书中对现代不断涌现出来的新成像设备、新技术也进行了较详细的讲解，赋予了时代内涵。

本书的作者均来自全国不同地区的医院和医学院校，基础扎实，临床经验丰富，在各自的专业领域都参与编写过医学影像方面的专著或教材。

本书编写过程中，由于作者较多，写作方式和文笔风格不一，再加上时间有限，难免存在疏漏和不足之处，望广大读者提出宝贵的意见和建议，以便再版时修订。

编　者
2023 年 11 月

目　　录

第一章 头颈部的CT诊断

第一节 检查注意事项

为了使CT检查取得较好的效果，扫描前的准备工作必不可少。检查前的准备及注意事项主要有以下几点：

首先，被检查者进入CT室需换鞋，以保持机房内的整洁。医生做好对患者耐心的解释工作，包括检查中机器的响声。如需增强扫描，医生应告诉患者注射对比剂后身体的反应及可能发生的副作用等，消除患者紧张情绪，配合检查顺利完成。

其次，要求患者摘掉检查部位的金属发夹、耳环以及颈部的项链等，做冠状扫描时尽可能摘掉义齿，以防伪影产生。

再次，在扫描过程中患者的体位须保持不动，确保检查部位的固定，是减少运动伪影的有效措施。眼部扫描时嘱咐患者两眼球向前凝视或闭眼不动；对不能配合的患者及婴幼儿，可采用药物镇静。成人一般在检查前采用肌内或静脉注射10 mg地西泮，少数效果差者可重复肌注或静脉注10 mg地西泮，小儿口服水合氯醛最为安全，按每千克体重50～75 mg（总剂量不得超过2 g）于扫描前口服。另外，在CT扫描过程中，应做好患者和陪护人员的射线防护，在非特殊情况下患者家属不要滞留在扫描室内。

第二节 颅脑

一、颅脑平扫和增强扫描

（一）适应证

CT 平扫可应用于颅脑外伤、急性脑出血、脑萎缩、脑梗死、先天性发育异常，以及颅内肿瘤、脑血管性疾病、颅内感染、颅遗传性代谢性脑部疾病、脑白质病、颅骨骨源性疾病、颅内压增高和脑积水等，有时需要做增强扫描。CT 平扫时多采用横断面扫描，当疑似垂体瘤、颅底病变、小脑病变以及大脑凸面病变时可加做冠状面扫描。

（二）患者准备

去除头上发夹等金属物品，增强扫描前，请患者或家属在 CT 增强检查说明书上签字，常规采用非离子型对比剂，如使用离子型对比剂时需做碘过敏实验，阴性者方可检查，并建立好静脉通道。

（三）检查体位

仰卧，头部放置于头架上。头先进，下颌内收，两外耳孔与台面等距，头颅和身体正中矢状面与台面中线重合（如图 1 - 1 所示），保持两侧对称，以准确反映该层面的解剖结构。

（四）扫描方法

常规采用非螺旋横断扫描，扫描角度与听眶上线平行，扫描范围从枕骨大孔至颅顶（如图 1 - 1 所示）。患者摆好体位后，要进行体表定位，先进床，并定位使定位线与 OML 平行，以此为基线。扫描从基线开始，连续由下至上扫描，直至脑实质全部扫描完为止。扫描层厚最好是 5 mm。CT 平扫发现较小病变时，可在病变区域加做薄层扫描或重叠扫描，必要时可增强扫描。

增强扫描时采用高压注射静脉团注对比剂，增强延迟时间动脉期 20 ~ 25 秒，实质期 60 ~ 70 秒，必要时根据检查的目的和疾病的种类行延迟扫描。

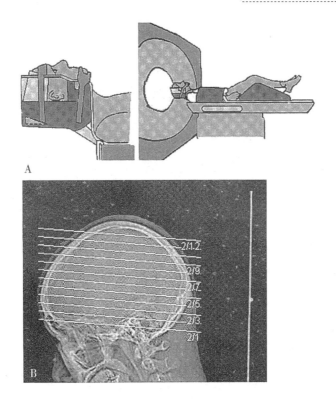

图 1 - 1　颅脑检查体位及扫描范围

A. 颅脑检查体位；B. 颅脑扫描范围

（五）参考参数

扫描参数：管电压 120 kV，自动 mAs。参考值：280 ~ 320 mAs，准直 0.625 mm，SFOV 头部。重建参数：重建层厚 ≤ 5 mm，重建间距 ≤ 5 mm。DFOV 200 ~ 300 mm。算法：常规软组织算法，需要观察颅骨时增加骨算法。

（六）对比剂方案

对比剂浓度 300 ~ 370 mgI/mL，对比剂总量 50 ~ 70 mL，对比剂流率 2.0 ~ 3.5 mL/s。

（七）窗宽和窗位

脑组织窗：用于观察脑组织，窗宽 70 ~ 100 HU，窗位 35 ~ 50 HU。

骨窗：用于观察颅骨，窗宽 1 500 ~ 3 000 HU，窗位 400 ~ 600 HU。对于颅

脑外伤的患者，在摄片时常规要拍摄骨窗 CT 片，以免遗漏骨折的诊断。

（八）影像质量标准

1. 脑组织窗：能够显示灰白质边界、基底神经节、脑室系统、中脑周围的脑脊液腔隙、静脉注射对比剂后的大血管和脑室脉络丛。

2. 骨窗：能够显示颅骨的内、外板，板障。

（九）照片要求

1. 常规扫描照脑组织窗。

2. 外伤骨折、骨肿瘤或怀疑颅骨转移时加照骨窗。

3. 发现病变时照片需要标记平扫及增强病灶 CT 值。

4. 根据病变情况加照病变部位相应的冠状面及矢状面。

二、颅脑断面解剖

1. 颅脑扫描所见根据听眉线扫描的颅脑 CT 横断面和冠状面各层图像如下所述（如图 1 - 2、图 1 - 3 所示）。按照从颅底向上的扫描方向，层厚、层距 10/10 mm。

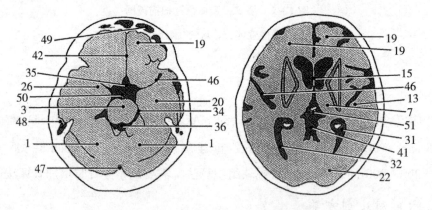

图 1 - 2　颅脑横断面扫描线图

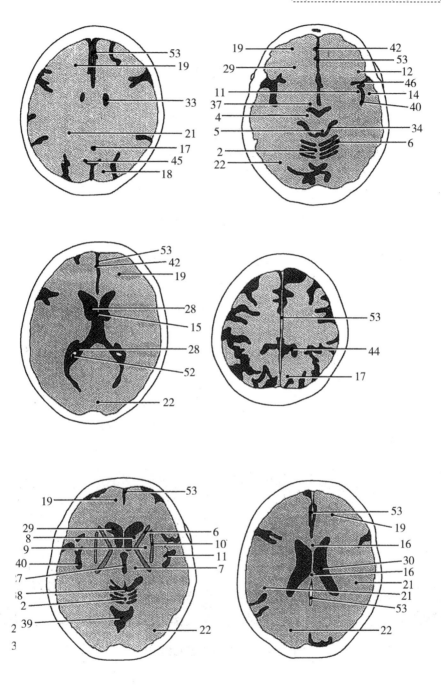

图 1-2　颅脑横断面扫描线图（续 1）

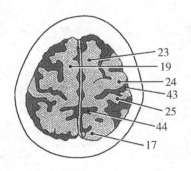

图1-2　颅脑横断面扫描线图（续2）

1.大脑半球；2.大脑蚓部；3.脑桥；4.大脑脚；5.四叠体；6.内囊；7.丘脑；8.尾状核头部；9.豆状核；10.外囊；11.脑岛；12.额叶；13.顶叶；14.颞叶；15.透明隔；16.胼胝体；17.前叶；18.楔叶；19.额叶；20.颞叶；21.顶叶；22.枕叶；23.前上脑回；24.前中脑回；25.后中脑回；26.海马；27.第三脑室；28.侧脑室；29.前角；30.侧脑室体部；31.三角体；32.枕角；33.颞角；34.周围池；35.基底池；36.上脑池；37.脚间池；38.四叠体池；39.上小脑蚓部池；40.岛池；41.大脑静脉池；42.大脑半球池；43.脑沟；44.扣带沟；45.顶枕沟；46.大脑外侧裂；47.枕内隆凸；48.颞骨岩部；49.额窦；50.基底动脉；51.松果体；52.脉络丛；53.大脑镰

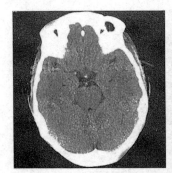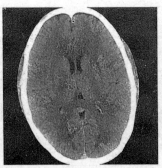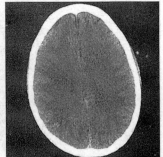

图1-3　颅脑横断面扫描图像

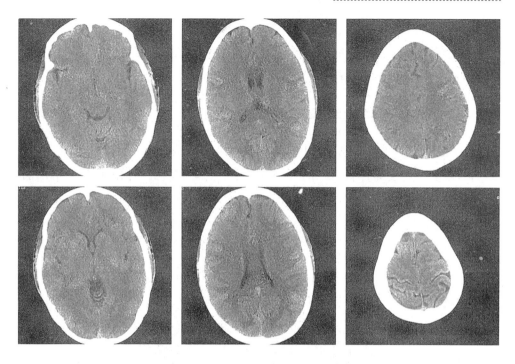

图 1 - 3 颅脑横断面扫描图像（续）

第一层：为四脑室下方平面横断面。可见额叶和颞叶下部、小脑、脑桥及脑桥前池，四脑室下部尚未显示。小脑各自枕大池向前至第四脑室后下方。

第二层：为鞍上池平面横断面。鞍上池呈五角形或六角形，其内周围为 Willis 血管环，前中部可见视交叉。后方围绕脑干的环行低密度影为环池，中颅窝豆点状低密度为侧裂，后为颞叶皮质，前面为额叶。

第三层：为第三脑室平面。显示侧脑室及第三脑室。前方纵裂将两侧额叶分开，透明隔将两侧脑室前角分开，后方两侧天幕的前外方为枕叶，后内方为小脑。两侧脑室的外方有基底核、内囊、外囊等结构。中颅凹仍可见侧裂。

第四层：为松果体平面。三脑室两侧可见丘脑、基底核等，三脑室后方为四叠体池，呈钻石形，内可见松果体。此外，可见侧脑室前角及三角区，其内可见脉络丛，常有对称性钙化。

第五层：为侧脑室体部平面。可见侧脑室体部、前角和后角的上部，额叶在额角前方，顶叶在额角后方至侧脑室体部，枕叶在枕角的内侧方。

第六层：为侧脑室体的最上部平面。显示侧脑室体最上部，大脑镰将大脑半球分开，并可有钙化。

第七层至第九层：为颅顶横断面，显示脑室上方的区域。

2. 颅脑横断面解剖线图和图像（如图1-2、图1-3所示）。

三、常见疾病诊断要点

1. 颅内出血：图1-4～图1-12为颅内出血病例。

2. 颅脑外伤出血伴骨折：图1-13和图1-14为颅脑外伤出血伴骨折病例。

3. 脑梗死：图1-15～图1-20为脑梗死病例。

4. 脑膜瘤：图1-21为脑膜瘤病例。

5. 胶质瘤：图1-22～图1-24为脑胶质瘤病例。

6. 动脉瘤：图1-25～图1-27为动脉瘤病例。

7. 脑脓肿：图1-28和图1-29为脑脓肿病例。

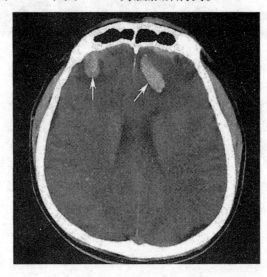

图1-4　双侧额叶出血

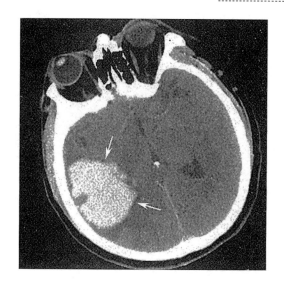

图 1 - 5　右侧颞叶脑出血

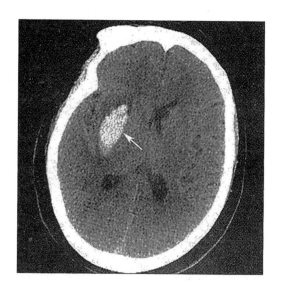

图 1 - 6　右侧基底节区脑出血

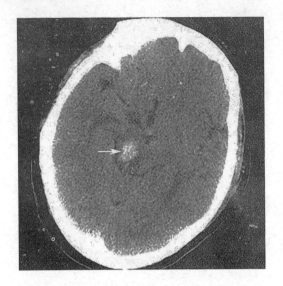

图1-7 脑干右侧出血

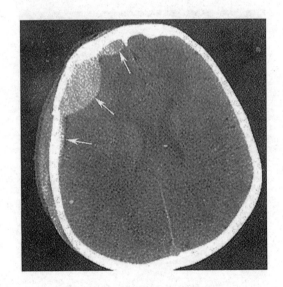

图1-8 颅内出血（硬膜外）

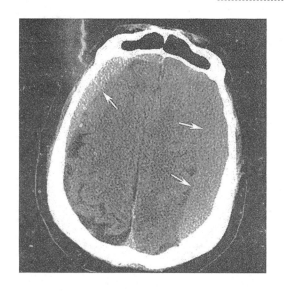

图 1-9 双侧颅内出血（硬膜下）

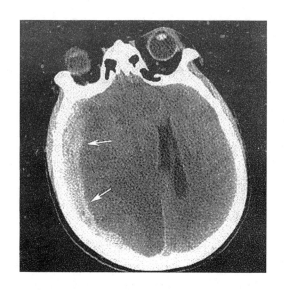

图 1-10 右侧颅内出血（硬膜下）

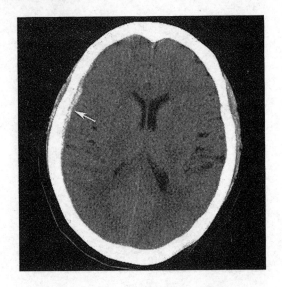

图1-11 右侧颅内出血（硬膜下）

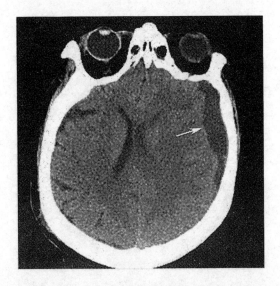

图1-12 右侧慢性硬膜下出血

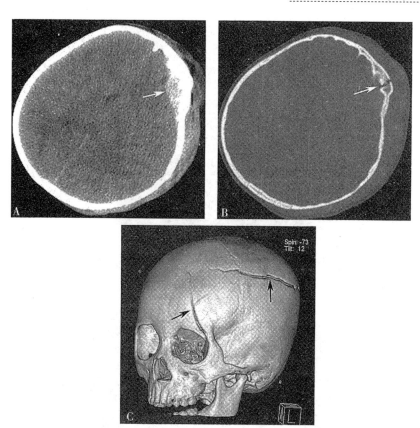

图 1 - 13　外伤后颅内出血

A. 脑组织窗；B. 骨窗；C. VR 重建

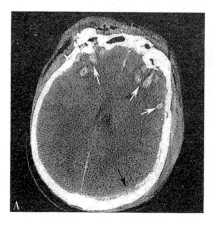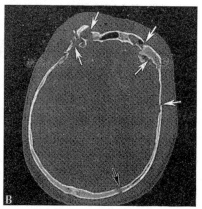

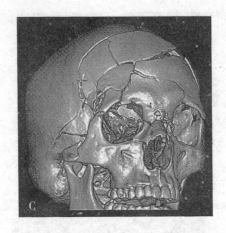

图 1－14　外伤后颅内出血，颅面骨多发骨折

A. 脑组织窗；B. 骨窗；C. VR 重建

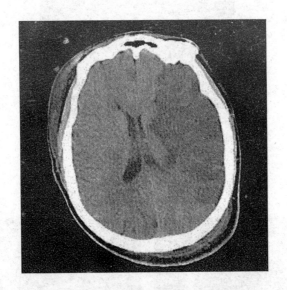

图 1－15　左侧大脑半球大面积脑梗死

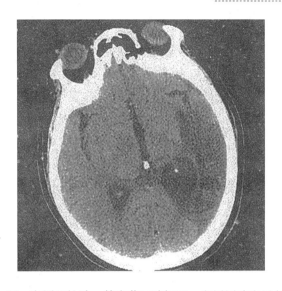

图 1－16　左侧颞枕叶、基底节区脑梗死，左侧侧脑室后角扩张

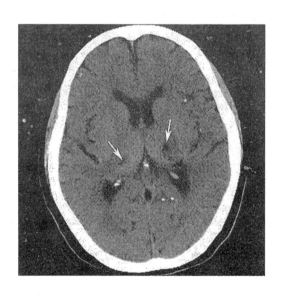

图 1－17　双侧丘脑梗塞灶

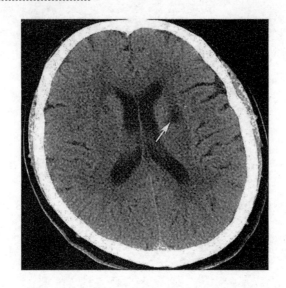

图 1 - 18　左侧基底节区梗塞灶

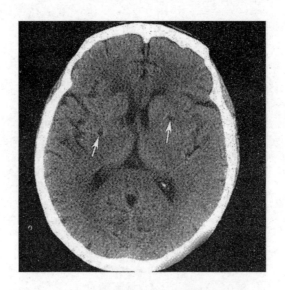

图 1 - 19　双侧基底节区腔隙性脑梗塞

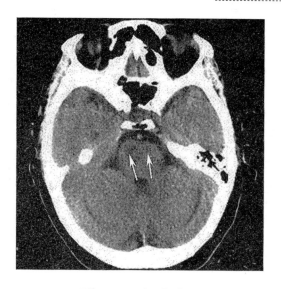

图 1－20 脑干梗塞灶

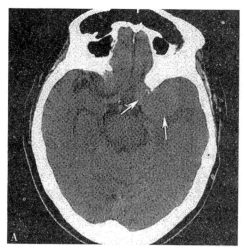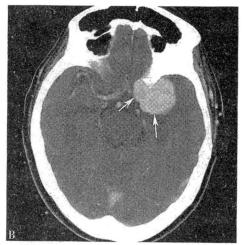

图 1－21 脑膜瘤

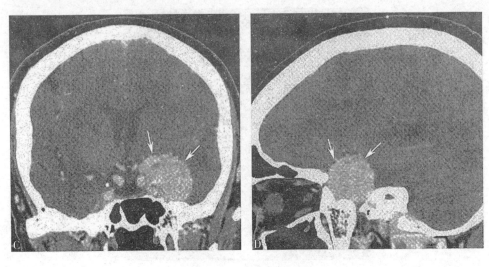

图 1 - 21 脑膜瘤（续）

A. 横断位平扫；B. 增强明显均匀强化；C. MPR 重建冠状位；D. 矢状位

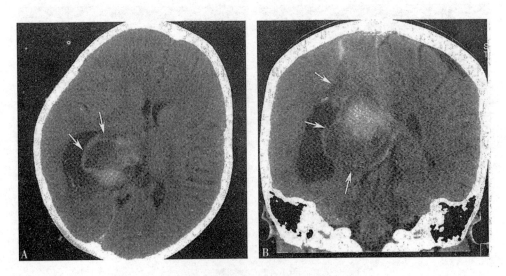

图 1 - 22 右侧大脑深部胶质瘤伴出血

A. 横断位；B. 冠状位

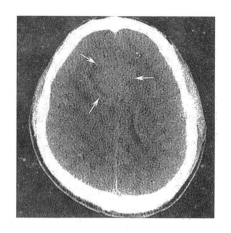

图 1 – 23 额叶胶质瘤

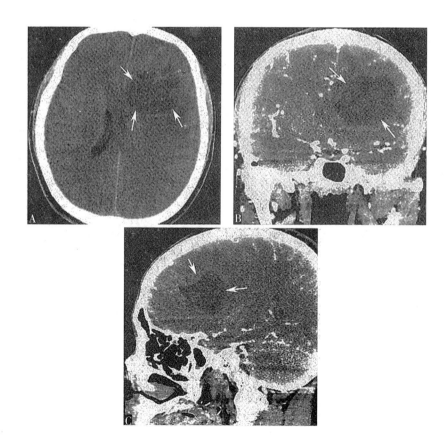

图 1 – 24 左额叶胶质瘤

A. 横断位平扫；B. 冠状位；C. 矢状位

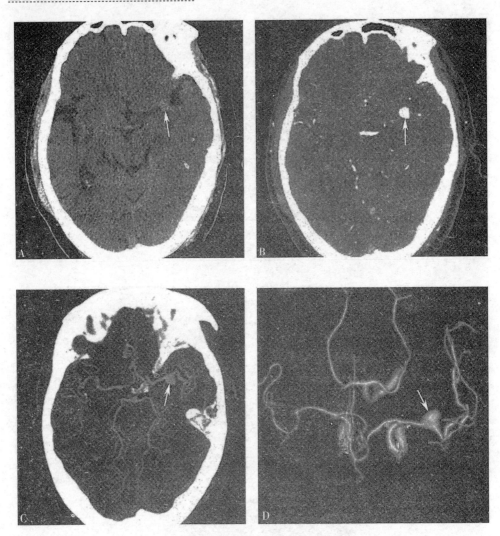

图 1 - 25   左侧大脑中动脉 M1 段动脉瘤

A. 横断位平扫，呈稍高密度结节；B. 增强；C. 最大密度投影（MIP）；D. VR 重建

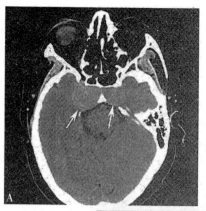
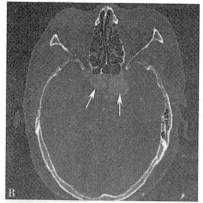
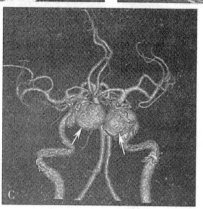

图 1 - 26 双侧颈内动脉海绵窦段动脉瘤

A. 横断位平扫；B. 增强（W：800；L：240）；C. VR. 重建

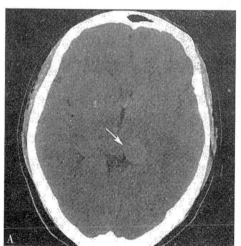
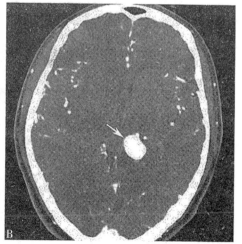

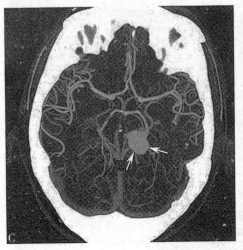
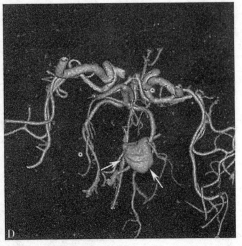

图 1 – 27　左侧大脑后动脉动脉瘤

A. 横断位平扫，呈稍高密度结节；B. 增强；C. 最大密度投影（MIP）；D. VR 重建

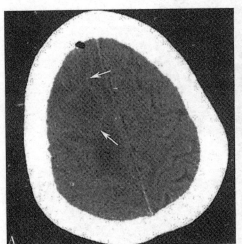
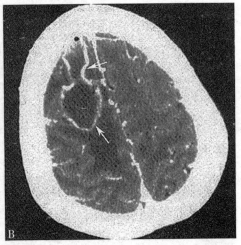

图 1 – 28　右侧额顶叶脑脓肿并周围脑组织水肿，增强呈环形强化

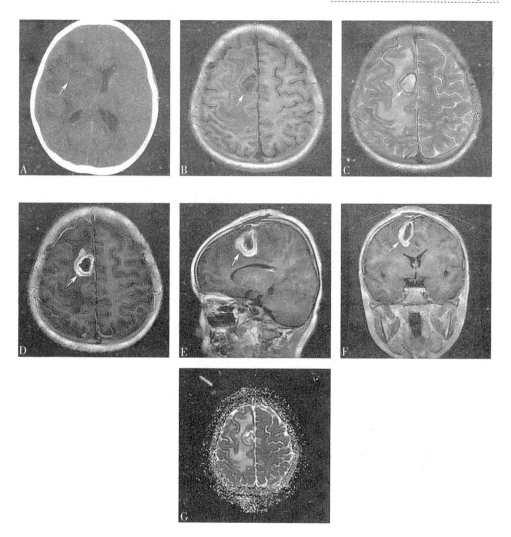

图 1 - 29 右侧额顶叶脑脓肿并周围脑组织水肿

A. CT 平扫；B. T$_1$WI 低信号；C. T$_2$WI 高信号；D. 增强环形强化；E. 矢状位；F. 冠状

位；G. DWI 显示弥散受限

第三节　垂体

一、垂体平扫和增强

（一）适应证

鞍区肿瘤，颅脑外伤累及鞍区，鞍区肿瘤侵犯周围结构情况，鞍区肿瘤术后复查等。

（二）患者准备

去除头上发夹等金属物品，增强扫描前，请患者或家属在 CT 增强检查说明书上签字，常规采用非离子型对比剂，如使用离子型对比剂时需做碘过敏实验，阴性者方可检查。建立好静脉通道。

（三）检查体位

仰卧位：取颌项位，头部放置于头架上。头尽量后仰，两外耳孔与台面等距。头颅和身体正中矢状面与台面中线重合。俯卧位取顶颌位：患者俯卧于检查台上，头部正中面对准并垂直台面中线，下颌尽量前伸，头部尽量后仰，两侧外耳孔与台面等高（如图 1 – 30 所示）垂体冠状面扫描范围前床突至后床突（如图 1 – 31 所示），通常顶颌位患者比较容易配合。

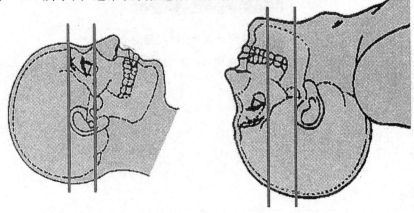

图 1 – 30　垂体扫描体位

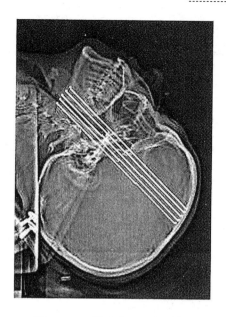

图 1－31　蝶鞍定位扫描范围

（四）扫描方法

采用非螺旋横断扫描，扫描角度与听眶上线平行，扫描范围从枕骨大孔至颅顶。鞍区扫描范围应视蝶鞍大小而定，原则上包括蝶鞍前床突和后床突，较大的占位病变应较好地显示病变的全貌及特征。扫描层面尽可能与蝶鞍平行或与鞍底垂直。现今多采用颅脑螺旋方式扫描，进行冠状面与矢状面重建。增强扫描时采用高压注射静脉团注；增强延迟时间动脉期 20～25 秒，实质期 60～70 秒，必要时根据病变特点行延迟扫描。

（五）参考参数

扫描参数：管电压 120 kV，自动 mAs。参考值：280～320 mAs，准直 0.625 mm，SFOV 头部。

重建参数：重建层厚 1～3 mm，重建间距 1～3 mm。DFOV 200～300 mm。算法：常规软组织算法，需要观察颅骨时增加骨算法。

（六）对比剂方案

对比剂浓度 300～370 mgI/mL，对比剂总量 50～70 mL，对比剂流率 2.0～3.5 mL/s。

（七）窗宽和窗位

脑组织窗：用于观察脑组织，窗宽 70 ~ 100 HU，窗位 30 ~ 40 HU。

骨窗：用于观察颅骨，窗宽 1 500 ~ 3 000 HU，窗位 300 ~ 600 HU。

（八）照片要求

从前床突根部至鞍背，冠状面软组织窗，层厚 1 ~ 3 mm、层距 1 ~ 3 mm 摄片。如冠状面病变显示不佳，重建矢状面图像。VRT 或 SSD 有助于显示鞍区的骨性三维结构。

（九）注意事项

增强扫描后留观 15 ~ 30 分钟，以防止对比剂过敏反应发生。

二、颅脑冠状面解剖

颅脑冠状面解剖模式图见图 1 – 32，扫描图像见图 1 – 33。

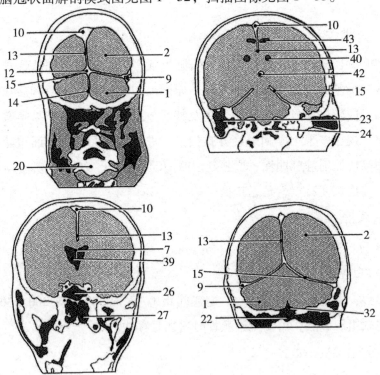

图 1 – 32　颅脑冠状面扫描线图

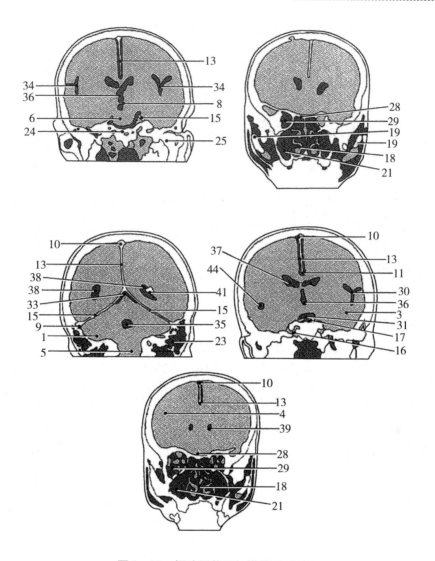

图 1 - 32 颅脑冠状面扫描线图（续）

1. 小脑；2. 枕叶；3. 颞叶；4. 额叶；5. 延髓；6. 下丘脑；7. 透明隔；8. 丘脑间连接；9. 横窦；10. 上矢状窦；11. 下矢状窦；12. 汇合窦；13. 大脑镰；14. 小脑镰；15. 脑幕；16. 颈动脉管；17. 蝶鞍；18. 下鼻甲；19. 下颌骨；20. 第 2 颈椎；21. 上颌窦；22. 枕骨大孔；23. 乳突；24. 斜坡；25. 颞颌关节；26. 蝶窦；27. 鼻漏斗；28. 蝶骨面；29. 眼眶；30. 脑沟；31. 基底池；32. 小脑延髓池；33. 上脑池；34. 脑岛池；35. 第四脑室；36. 第三脑室；37. 侧脑；38. 枕角；39. 前角；40. 侧脑室体；41. 脉络丛；42. 松果体；43. 脑沟褶皱；44. 颞角

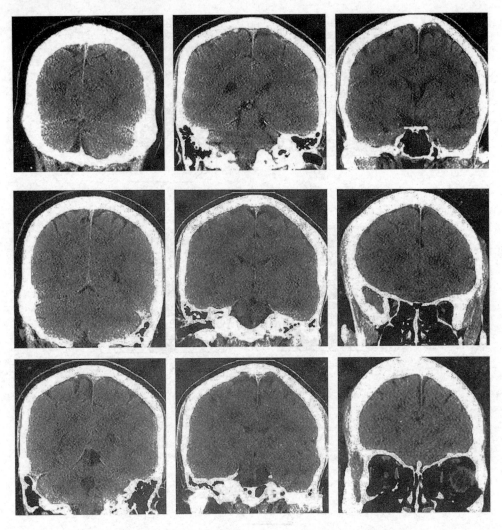

图 1 - 33　颅脑冠状面扫描图像，与线图 1 - 32 对应

三、常见疾病诊断要点

图 1 - 34 和图 1 - 35 为垂体瘤病例。

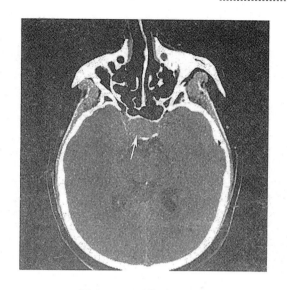

图 1 – 34 垂体瘤，平扫

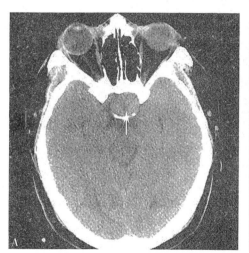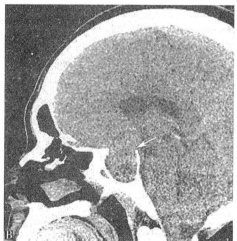

图 1 – 35 垂体瘤

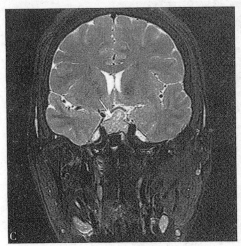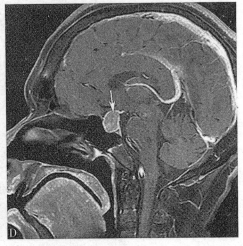

图 1 – 35   垂体瘤（续）

A. 横断位平扫；B. 矢状位平扫；C. T_2WI 冠状位；D. T_1 增强矢状位

第二章 心脏大血管与冠状动脉 DSA 技术与介入治疗

第一节 血管解剖

一、正常心脏外形及特点

心脏位于胸腔内两肺之间,约 2/3 居正中线左侧,1/3 居正中线右侧,于第二肋至第五肋之间。心底宽而朝向右上方,有大血管由此出入;心尖朝向左下方,心尖向左前下方体表投影位置,相当于左侧第五肋间隙,锁骨中线内侧 1～2 cm 处。心脏的大小相当于本人的拳头,形状像倒置圆锥体,长轴约与正中矢状面成45°角向左下倾斜。其前面比邻胸骨,大部分为右心室和右心房,小部分为左心室和左心房;后面比邻食管、大血管和脊椎骨,主要为左心房,小部分为右心房;两旁比邻肺,右缘主要为右心房,左缘上方小部分为左心房,下方是左心室;下面是膈肌,主要为左心室(如图 2 - 1 所示)。

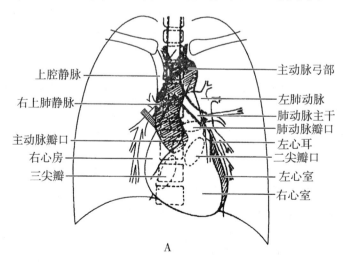

A

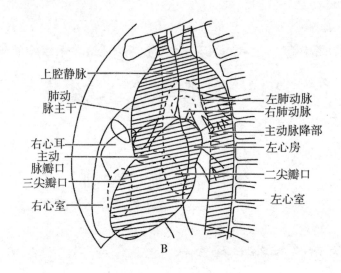

图 2 - 1　心脏解剖结构

A. 心脏解剖正位；B. 心脏解剖侧位

二、正常心腔结构

1. 右心房（right atrium）：位于心的右上部，其前部呈锥形突出，遮于主动脉根部右侧，称右心耳（right auricle），右心房可分为前、后二部，前部为固有心房，后部为腔静脉窦（vena caval sinus）。两部在心表面以叫作界沟（terminal sulcus）的浅沟分界。心房内面与界沟对应处，形成的一条纵形的肌肉隆起，称为界嵴（terminal crest）。固有心房内面有从界嵴向前发出的平行肌隆起，叫作梳状肌（pectinate muscles），右心耳内面的肌隆起则交织成网。腔静脉窦内壁光滑，其后上部有上腔静脉口，后下部有下腔静脉口，前下部有房室口。下腔静脉口与房室口之间有冠状窦口，口的下缘有冠状窦瓣。在下腔静脉日的前内侧缘有一镰状皱襞称下腔静脉瓣。在右心房的后内侧壁，房间隔的下部有一浅窝称卵圆窝（oval fossa），为胎儿时期的卵圆孔在出生后闭锁形成的遗迹。右心房前下方为右房室口，由此通向右心室。

2. 右心室（right ventricle）：位于右心房的前下方，右室腔以室上嵴（supraventricularcrest）为界分为流入道与流出道两部分，流入道内壁由交错排列的肉柱即肌小梁构成，其入口即右房室口，周径平均为 11 mm 左右。在其纤维瓣环上附着三片瓣膜，分别称作前瓣、后瓣和隔瓣，即为三尖瓣（tricuspid valve）。瓣膜的尖端指向室腔，瓣的边缘与室面通过数条结缔组织细索——腱索（tendinouschorda）连于乳头肌。乳头肌（papillary muscles）是从室壁突向室腔的锥状肉柱。流出道是右室腔向左上延伸部分，壁光滑，腔逐渐变窄形似倒置的漏斗，故也称漏斗部或肺动脉圆锥。出口为肺动脉口，通向肺动脉干，纤维瓣环上有三个半月瓣，即肺动脉瓣（valves of pulmonary trunk）。右心室壁较薄，有 5~8 mm。

3. 左心房（left atrium）：构成心底的大部分，是心脏最靠后上的部分。其向左前方突出的部分称左心耳（left auricle），其内肌小梁交织成网。左心房后部腔壁光滑，于左心房的后壁，有左上、下肺静脉和右上、下肺静脉四个入口。左心房的出口为左房室口，位于左心房的前下部。

4. 左心室（left ventricle）：位于右心室的左后下方，近似圆锥形，室壁厚 12~15 mm，为右心室壁厚的 2~3 倍。左心室腔也分为流入道和流出道。流入道的入口为左房室口，位于左心室的右后上方。口周缘有纤维环，上附有两个近似三角形的瓣膜叫作二尖瓣（mitral valve）。前（尖）瓣较大，位于前内侧，介于主动脉口和左房室口之间，借此将左心室腔分为流入道和流出道两部分。后（尖）瓣较小，位于后外侧。前、后瓣底部连合在一起。二尖瓣的边缘和心室面的腱索连于乳头肌。左心室流出道壁光滑无肉柱，它的出口为主动脉口，位于左房室口的前侧，其周缘的纤维环上附有三个半月形袋状的瓣膜，称主动脉瓣（aortic valves），分别叫作左半月瓣、右半月瓣和后半月瓣，瓣膜大而坚韧。瓣膜与动脉壁之间的内腔称主动脉窦（aortic sinus）。在主动脉右窦和左窦处分别有右冠状动脉和左冠状动脉的开口。心室收缩时，血液推动二尖瓣，关闭左房室口，同时冲开主动脉瓣，血液射入主动脉。心室舒张时，主动脉瓣关闭，阻止血液倒流回左室，同时二尖瓣开放，左房血液流入左室。

三、房间隔与室间隔

1. 房间隔（interatrial septum）：介于左、右心房之间，由于左心房位于右心房的左后方，故房间隔呈斜位，约与正中矢状面成45°角。房间隔的两侧面为心内膜，中间夹有结缔组织和心房肌纤维。房间隔在卵圆窝处最薄，主要由结缔组织构成，房间隔缺损多发生于此。

2. 室间隔（interventricular septum）：位于左、右心室之间。室间隔可分为肌部和膜部。肌部构成室间隔下部的绝大部分，室间隔上部一小部分纤维组织为膜部，其上部靠近主动脉瓣和下方的卵圆区，即心房与心室交界处较薄弱，为室间隔缺损的好发部位。

四、冠状动脉与冠状静脉

冠状动脉是供应心肌血、氧的血管，它的解剖形态颇多变异。在正常情况下冠状动脉分出两大主枝，为左冠状动脉（left coronary artery，LCA）和右冠状动脉（right coronary artery，RCA），分别开口于升主动脉的左、右冠状动脉窦（如图 2 - 2 所示）。

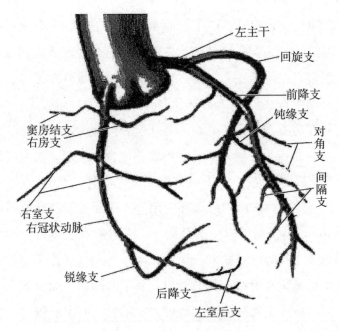

图 2 - 2　冠状动脉解剖图

1. 左冠状动脉（left coronary artery）：发自于主动脉的左冠状动脉窦，左冠状动脉主干（LM）开口直径约 4 ~ 5 mm，长度约 0.5 ~ 2 cm，主要分支有前降支和回旋支。

前降支（LAD）为冠状动脉主干的直接延续，沿前室间沟下行，再绕过心尖切迹到达心脏后壁，在后室间沟下 1/3 处与右冠状动脉的后降支相吻合。前降支向左侧发出数支对角支（2~6 支不等）、向右侧发出数支平行而细小的间隔支等分支，供血区域有主动脉和肺动脉总干根部、部分左心房壁、左心室前壁、部分右心室前壁、大部分心室间隔（上部和前部）、心尖区和前乳头肌等。

回旋支（LCX）从左主干发出后，多与前降支成角（约 40°~150° 不等），沿左房室沟向后绕行，回旋支发出的分支颇多变异，主要分支有数支钝缘支、心房支。回旋支的供血区域有左心室侧壁和后壁、左心房，有时还供血到心室膈面、前乳头肌、后乳头肌、部分心室间隔、房室结、房室束和窦房结。

2. 右冠状动脉（right coronary artery）：起于主动脉右冠状动脉窦，主干在肺动脉起始部和右心耳之间进入右房室沟，向右下绕心脏锐缘至心脏膈面，然后经房室沟与后室间沟交叉点，直达右心室后下缘，为右心室和心脏膈面心肌供血。主要分支有窦房结支、右圆锥支、右房支、右室前支、锐缘支、右室后支、左室后支，后降支、房室结支等。右冠状动脉供血区域包括右心房、窦房结、右心室流出道、肺动脉圆锥、右心室前壁、右心室后壁、心室间隔下 1/3 和房室结。右冠状动脉占优势的患者尚供血到部分左心室和心尖部。

3. 冠状静脉：多伴行相邻的冠状动脉，如心大静脉也称左冠状静脉，心中静脉亦称右冠状静脉。常由心大、心中和心小静脉汇入冠状静脉窦，最后注入右心房。

第二节　造影技术

一、心血管造影

心血管造影（cardio－angiography）是通过心导管向心脏和大血管的某些部位注入对比剂，使心脏血管显影，以显示心脏及血管解剖结构。由于心血管造影可以观察到其他检查难于观察到的病理改变，如肺部动脉发育情况、大血管的位置、心内血分流方向等。因此，大多数复杂的心脏病都要进行此种检查，是临床诊断心血管疾病金标准之一。目前临床主要应用选择性血管造影，它能直接显示造影部位的血管病变情况，对心血管疾病的诊断、治疗起决定性作用。

1. 手术操作：选择性右心房、右心室及肺动脉造影，是经股静脉穿刺插入 5~7F 猪尾巴造影导管，按造影目的分别将导管置于右心房中、右心室流出道、肺动脉主干等处进行造影。左心房造影可在右心房、右心室或肺动脉内注射对比剂，经肺循环使左心房显影，也可用穿刺房间隔的方法将导管从右心房送入左心房造影；左心室造影从股动脉、桡动脉或肱动脉穿刺并插入猪尾巴导管进入左心室进行造影。

2. 造影参数选择：对比剂浓度为 300~370 mgI/mL 非离子型对比剂。主动脉及左心室造影每次 40~45 mL，流率 18~20 mL/s；左、右心房造影每次 25~30 mL，流率 10~12 mL/s；右心室 35~40 mL，流率 18~20 mL/s；肺动脉主干造影每次 15~20 mL，流率 14~16 mL/s。注射压力选用 300~900 PSI。

3. 造影体位

（1）正位：标准后前位。

（2）侧位：仰卧水平左或右侧位。

（3）长轴斜位：左前斜（LAO）45°~65°角，同时向头侧倾斜（CRA）25°~30°角。此位置下主动脉窗将充分展开，室间隔前半部及二尖瓣环常呈切线位，左室流出道拉长显示，肺动脉主干及左下肺动脉延续部展开等。适用于选择性左、右心室造影。

（4）四腔位：又称肝锁位。身体长轴向右斜与台面中线成 20°~30°角，左前斜（LAO）40°~50°角，同时加足位（CAU）45°角。此时，整个房间隔和室间隔的后半部呈切线位，四个房室互相分开，房室瓣也分开且呈正面观。适用于房室通道型室间隔缺损（如心内膜垫缺损）、二尖瓣骑跨及单心室等的选择性左心室造影；三尖瓣骑跨或三尖瓣闭锁时的选择性右心房造影；三尖瓣关闭不全、单心室或右室双出口的选择性右心室造影等。

（5）半轴位：又名肺动脉轴位。患者仰卧，取正头位（CRA）45°~55°角。让肺动脉分叉部基本与 X 线垂直，以显示肺动脉瓣、主干、分叉及左右肺动脉分支，此时主、肺动脉也分开。适用于法洛氏四联症、肺动脉狭窄或异位肺动脉等的选择性右心室和肺动脉造影；或假性动脉干及主、肺动脉间隔缺损时的主动脉造影等。

（6）延长右前斜位：右前斜（RAO）30°~35°角，同时头倾（CRA）

20°~30°角。让 X 线与右室流出道及肺动脉几乎垂直，展开主、肺动脉的前后关系，充分显示右室流出道、肺动脉瓣、肺动脉主干及其右侧分支。适用于选择性右心房、右心室和肺动脉造影。

（7）右前斜位：通常取右前斜 30°，可观察左心功能、心室壁病变及二尖瓣功能。

（8）其他：LAO 20°~35°加 CRA 20°~30°体位可显示房间隔及室间隔后部；RAO 30°~45°体位可观察二尖瓣反流等等。对于先天性心脏病，需灵活设计某些复合倾斜角度的摄影体位，以清晰地显示病变解剖部位。

二、选择性冠状动脉造影

选择性冠状动脉造影术（selective coronary arteriography）是诊断冠心病的"金标准"。它不仅能准确地判断冠状动脉内病变的程度与范围，还能通过发现受损血管数目和受损心肌范围，而准确地判断预后。

1. 手术操作

冠状动脉造影常用血管径路为股动脉或桡动脉穿刺插管（如图 2-3 所示），将导管分别选择性插入左、右冠状动脉口部，试注对比剂证实导管在冠状动脉口内，先进行冠脉口内压力检测，避免导管嵌顿入冠状动脉口内，如压力正常即可行冠状动脉造影。一般情况下，先做左冠状动脉造影，后做右冠状动脉造影。有时冠脉开口变异，难以找到的情况下，可先行左心室造影，了解左室功能、冠状动脉开口及主动脉形态等情况，便于选择冠脉造影导管型号和指导插管。

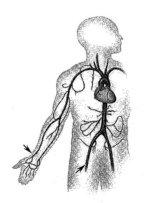

图 2-3 冠状动脉造影常用血管径路

（1）股动脉入路：动脉穿刺成功后，选用冠状动脉造影导管（Judkins 导管），引入左冠状动脉导管，当导管尖端达到升主动脉时，左冠状动脉导管抵住升主动脉右壁，将管尖抵住升主动脉左侧壁慢慢下滑，导管尖即可顺利进入左冠状动脉口。以 1~2 mL 对比剂先行试验推注，及观察冠脉内压力正常，确认插管位置恰当，然后手推对比剂约 8~10 毫升/次，以 15~30 帧/秒数字录像多体位投照进行造影检查，左冠状动脉造影结束后，在左前斜位透视下，右冠状动脉导管抵达升主动脉右冠窦底，轻轻提拉和旋转导管头端使其转向右侧，轻轻上下滑动，一般都可顺利进入右冠状动脉口。以 1~2 mL 对比剂先行试验推注，及观察冠脉内压力正常，确认插管位置恰当，然后手推对比剂，每次 6~8 mL。右冠状动脉开口变异较多，插管较为困难，操作者应轻柔、耐心。

（2）桡动脉入路：经皮桡动脉穿刺插管时，选用桡动脉多功能造影管 Sones 导管，可避免因更换导管而造成桡动脉痉挛的发生。在透视下，将导管经桡动脉送至主动脉窦底部，操纵导管使其头端位于左冠状动脉开口附近，轻轻提拉和旋转导管头端即可进入左冠状动脉开口。以 1~2 mL 对比剂先行试验推注，及观察冠脉内压力正常，确认插管位置恰当即行多体位造影，左冠状动脉造影结束后，在左前斜位透视下，将导管头端移至主动脉瓣缘水平窦底处，管头向前，轻送并旋转至右侧，轻轻上下滑动，即可进入右冠状动脉口。

经桡动脉冠脉介入入路优点：手部的双重循环，减少手部的缺血，穿刺部位骨面扁平无骨突，减少穿刺部位出血，穿刺部位无主要神经血管走行，无神经损伤的风险，减少穿刺点并发症，减少患者术后观察时间，进而降低患者的费用，使患者提前下床活动，改善患者术后的下肢活动能力，使患者感到舒适。

桡动脉入路缺点：桡动脉较细，容易发生痉挛，穿刺插管有一定的失败率，术后有部分患者可出现狭窄甚至闭塞。由于手掌有桡动脉和尺动脉双重供血，即使桡动脉闭塞一般也不会有感觉。极个别患者可发生骨筋膜室综合征、手臂神经损伤等严重并发症。行桡动脉插管前需行桡动脉处的艾伦试验，以确定其可行性。

艾伦试验（如图 2-4 所示）：检查手部的血液供应，桡动脉与尺动脉之间的吻合情况。用来评价桡动脉穿刺插管的成功率。方法：①术者用双手同时按压桡动脉和尺动脉。②嘱患者反复用力握拳和张开手指 5 ~ 7 次至手掌变白。③松开对尺动脉的压迫，继续保持压迫桡动脉，观察手掌颜色变化。若手掌颜色 10 秒之内迅速变红或恢复正常，即 Allen 试验阴性，表明尺动脉和桡动脉间存在良好的侧支循环；相反，若 10 秒手掌颜色仍为苍白，艾伦试验阳性，这表明手掌侧支循环不良。阳性严禁从桡动脉穿刺做介入手术。

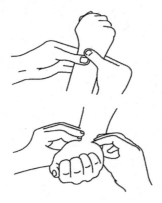

图 2-4　Allen 试验

2. 摄影体位

（1）左冠状动脉主干：摄影体位通常为 LAO 45° + CRA 25° ~ 30° 或 LAO 45° + CAU 25° ~ 30°（即蜘蛛位横位心时采用）在此两方位可以观察到左冠状动脉主干及前降支，回旋支的开口处；正 CRA 30°可显示左冠状动脉主干远端；如左主干较短时，RAO 30°加头位或者足位也可以较好地展示左主干。

（2）左前降支：摄影体位通常为 LAO 30° ~ 45° + CRA 20° ~ 25°可对左前降支近端和中段以及角支和室间隔穿支开口部位清晰观察，RAO 35° ~ 55° + CRA 15° ~ 25°或加 CAU 25°也是显示左前降支近段较好的投照角度；正 CRA 30° ~ 35°为左前降支中段、远段显示的最佳摄影体位。

（3）回旋支：摄影体位通常为 RAO 30° + CAU 15° ~ 25°、正 CAU 25° ~ 30°、LAO 45° + CAU 25° ~ 30°能清晰显示左回旋支。

（4）右冠状动脉：摄影体位通常为 LAO 45°，能对右冠状动脉起始部至后降支的血管节段作清晰显示；RAO 30° + CAU 15° ~ 25°亦是较好显示右冠状动脉主干的体位；LAO 30°~45°+CRA 20°~25°可显示右冠状动脉后降支和左室后支；正 CRA 20°~25°亦可较好显示后降支和左室后支的体位（如图 2-5 所示）。

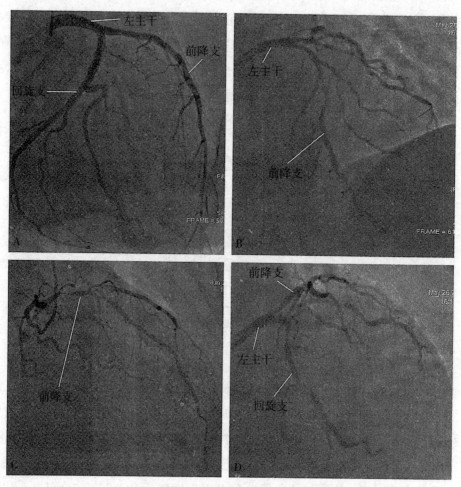

图 2-5　冠脉造影摄影体位

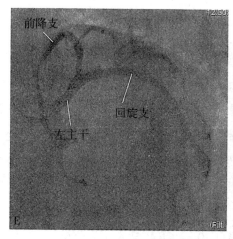
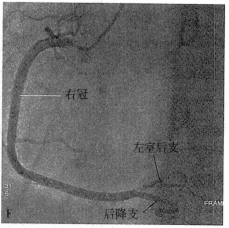
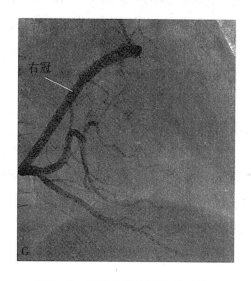

图 2-5　冠脉造影摄影体位（续）

A. RAO 30° + CAU 25°；B. CRA 30°；C. RAO 50° + CRA 20°；

D. CAU 30°；E. LAO 45° + CAU 25°；F. LAO 45°；G. RAO 30°

3. 摄影参数选择

对比剂选用非离子型对比剂，浓度为 300～370 mg/mL，左冠状动脉每次 8～10 mL，右冠状动脉每次 6～8 mL，手推对比剂 1～2 秒内匀速推完，以每秒 15～30 帧连续采集影像。

三、旋转冠状动脉造影

经股动脉或桡动脉穿刺插管，将导管分别选择性插入左、右冠状动脉口部，为获得较好的旋转采集序列，首先需要将患者置于等中心位，即在后前位和侧位透视下使感兴趣区都在视野的中心。然后在非透视下进行常速旋转轨迹测试，以确保机架运动过程不会遇到障碍。准备好高压注射器推注对比剂。按下旋转采集键后机架即开始按设定轨迹高速旋转采集。对比剂完全显示整个冠状动脉，通常在旋转运动停止延迟数秒钟后，停止采集。应注意的是对比剂注射在旋转前开始，在旋转结束后终止，准备的对比剂总量应用超过 4 mL/s 乘以旋转时间。旋转采集的机架旋转角度左冠为 RAO 30° + CRA25°至 LAO 50° + CA 25°；右冠为 LAO 60°至 RAO 30°。根据每例患者冠脉血流的特征及影像采集所需要时间调整造影剂用量及注射速率。一般用法是右冠旋转采集用 12 mL 对比剂，每秒注射 3 mL，左冠旋转采集用 16 mL 对比剂，每秒注射 4 mL。所有造影采集都采用 30 帧/秒。

旋转冠状动脉造影主要优点是应用较少的对比剂及射线辐射量即能显示大量的冠脉病变信息。旋转冠状动脉造影对比剂的应用减少了近 1/5，辐射剂量明显减少。旋转冠状动脉造影减少了辐射剂量且没有损失完整冠脉造影的优势。旋转冠状动脉造影实际上比标准冠脉造影提供了更多的冠脉信息。提供了冠状动脉树额外信息，尤其是开口病变，分叉病变，及明显偏心病变；减少了术者寻找最佳投射角度对技术熟练的依赖程度。

第三节　图像处理与重建

一、屏幕图像

1. 透视图像

透视图像一般采用小视野，低脉冲，前后及左右倾角，以及缩光器组合使用。操作简单，不但保证了图像质量，患者与介入医师的辐射剂量也大大降低。透视时焦点与影像平板的距离尽可能的远，患者与影像平板的距离尽可能的近。

可通过放大摄影，来减少噪声，减少散射线，使图像更加清晰。插管过程及治疗中，采取间断脉冲透视，缩小透视野，应用静态分屏路标技术及窗口技术，可充分显示血管的开口及其走行，有利于导丝及导管超选择性的插入，在保证整个造影、治疗质量的前提下，缩短手术时间，提高手术效果和成功率，减少医患双方的放射损伤。超选时应用高脉冲或连续脉冲透视以得到优质的透视影像。

2. 采集图像

心脏冠脉与左室造影可应用 15 F/S 或 30 F/S。多角度全方位观察心血管情况，避免漏诊。另外，高压注射器的应用至关重要，注射延迟、X 线延迟、流量（注射速度 mL/s）、注射总量（mL）、注射压力（PSI）等均应根据不同部位精心设计。在介入治疗时应将患者的空曝区及肺部区域应用滤板技术进行遮挡，增加图像均匀性、减少噪声等。

二、照片图像

通过对图像窗宽窗位调节、放大及多幅显示、测量、打印排版、感兴趣区选择等，进行校正后存储、刻录与打印。3D 图像可通过三维重建软件对 3D 图形通过切割、导航引导等在全方位旋转状态下同步观察，选择最佳血管解剖状态进行图像的存储、打印与刻录。

1. 左心室造影心功能分析

经外周动脉（股动脉、桡动脉）经皮 Seldinger 穿刺，动脉穿刺成功后，放入血管鞘，经血管鞘引入 6F 或 7F 猪尾巴导管至左心室造影，采用 RAO 30°角度投照，对比剂选用非离子型对比剂，浓度为 300~370 mg/mL，用量为成人一般 35~40 mL，每秒 18~20 mL 连续注射，儿童以 1.25~1.5 mL/kg 体重计算，每秒 13~16 mL 连续注射，每秒 15~30 帧连续采集影像，观察心室壁的收缩功能及室壁运动情况。利用心功能分析软件，首先进行导管校正，校正因子为导管外径和图像中的导管外径之比。避免造影时导管刺激引起的期前收缩，选取舒张末期心室容积（EDV）和收缩末期心室容积（ESV）。采用辛普森法测定左心射血分数（LVEF），EF = EDV − ESV/EDV。射血分数是目前临床上最常用的心脏功能指标，它是心室每搏量与心室舒张末期容积的比值。射血分数的正常值及变异范围：成人正常的左室射血分数（LVEF）为（60%±7.0%）。通常认为，静态 LVEF＜50%即为心室功能降低。心室射血分数的影响因素：EF 主要是反映心肌的收缩力，因此它受前负荷，后负荷，心肌抑制药如奎尼丁、胺碘酮、普罗帕酮、维拉帕米等，酸中毒和心肌缺血等影响。所以评估心脏功能时，必须要结合患者的临床情况。

2. 定量冠状动脉狭窄分析

常规多体位分别做左、右冠状动脉造影，选取冠脉狭窄显影最佳体位。首先，进行导管校正，校正因子为导管外径和图像中的导管外径之比。选取冠脉狭窄段截取其近端及远端正常血管直径为参考血管直径，与病变处血管直径之比，自动分析靶血管病变的长度、直径、狭窄处最小直径、狭窄率、参考血管直径、分叉病变夹角等。

3. 自动角度投照分析系统（Compart 软件）

冠状动脉造影（CAG）是目前确诊冠状动脉粥样硬化性心脏病最有价值的检查手段，也称为"金指标"，但由于投照体位的不当，冠状动脉显影影像质量较差，造成误诊或漏诊，不能满足临床影像诊断需要。克里斯提恩斯和杜美把感兴趣血管段假设成直线段，通过在两幅不同角度（两角度之间角度差大于30 度以上）的造影图像上分别选取血管段的始点和末点，利用向量间的几何关系来获得最佳造影角度。Compart 分析软件基于同样的原理。

冠状动脉造影术是利用导管对冠状动脉解剖进行放射影像学检查的一种介入性诊断技术，又是一种有创伤性的诊断技术，要求操作熟练，造影投照体位把握准确，要求能清楚地暴露冠状动脉的主支和分支血管的全貌及血管开口处的情况。通过 Compart 软件（自动角度投照分析系统），总结冠状动脉显影的最佳投照体位与心脏位置类型（横位心、垂位心等）的特异性关系，尽量做到 X 线的投照方向与冠状动脉走行垂直，在该角度下的造影图像中感兴趣血管段具有最小投影缩短和被其他血管最小遮盖。最佳造影角度下的血管狭窄百分比测量能显著提高其定量分析的精度。从而为冠心病诊断提供可靠的解剖和功能信息，为介入治疗或冠状动脉搭桥术方案的选择奠定科学依据。

三、图像存储与传输

光盘存储图像根据机器配置的不同有多种刻录速度可供选择，通常有 16X、

24X、48X 刻录。刻录速度提高的同时，坏盘概率也随之提高，如对速度无特殊需要，常规使用24X 即可达到使用要求。有条件时可编制患者数据库以便查询。将影像资料传输到医院的图像存档与通信系统（picture archiving and communication system），简称 PACS。利用计算机信息技术可以高速、高效的检索、复制、传递图像，真正实现了医学图像信息资源的共享。图像的跨科室、医院、地区流动，减少了等待检查结果的时间，方便了医生检索相关图像，有利于迅速诊断和治疗，无损、高效的图像传输，提高了远程会诊的质量。

第四节　相关病变的介入治疗

一、左心耳封堵术（IAAC）

左心耳（left atrial appendage，LAA）是左心房内狭长、弯曲的管状盲端。其特殊的解剖结构和纤维走行使心电活动在 LAA 内的传导有别于左心房（left atrium，LA）。近年研究发现，LAA 不仅是血栓形成的常见部位，也是房性心律失常产生和维持的重要部位。非瓣膜性心房颤动患者中，约90%的血栓源自左心耳。手术切除左心耳已在瓣膜性心脏病手术中普及，但外科左心耳结扎很难达到完全封闭，有1/3 ~ 1/2 患者的左心耳与左心房间有残余交通。经皮左心耳封堵术因操作相对简单易行、创伤小、成功率高已被用于临床。

1. 适应证

（1）房颤发生时间 >3 个月，持续性房颤，或是长期持续性和永久性房颤患者（非风湿性瓣膜病所致）已经出现出血并发症或很可能出现出血并发症者。

（2）有华法林应用禁忌证或无法长期服用华法林；口服抗凝药的顺应性低，不愿意长期采用口服抗凝疗法者。

（3）大于18 岁，左心耳封堵术理论上存在升高左房压力以至组织和电重构的可能，远期会在多大程度上抵消左心耳封堵益处尚缺少相关研究。因此，倾向于将患者年龄上调。对有缺血性卒中史的患者，如存在华法林禁忌证，可适当将年龄放宽。总体上，经皮左心耳封堵术最适宜的人群可能为超过75 岁的卒中高危患者，原因在于：①此类患者是导管消融的相对禁忌人群。②华法林抗凝本身的出血风险已被证实甚至高于其预防血栓的效能。③该人群预期寿命可能不足以使左心耳封堵潜在的负面效应显现。

（4）CHADS$_2$ – VAS 评分≥2 分。C：充血性心力衰竭；H：高血压；A：年龄≥75；D：糖尿病；S：卒中史/短暂性脑缺血发作；V：心血管疾病；A：年龄 65 ~ 74；S：女性。

（5）HAS – BLED 评分≥3 分。H：高血压；A：肾和肝功能异常；S：卒中；B：出血；L：INRs 易变；E：高龄（如年龄 >65 岁）；D：药物或酒精。

（6）可长期服用氯吡格雷和阿司匹林。

（7）其他（如职业原因）。

2. 禁忌证

（1）左房内有活动性血栓。

（2）左心耳深度不够。

（3）心功能不良，合并感染性疾病者。

3. 手术操作

（1）左心耳形态个体化差异较大：不同患者的左心耳形态差异较大。左心耳形态分为四类，即鸡翅类（约占 48%）、仙人掌类（30%）、风向袋类（19%）和菜花样类（8%）。不同形态的左心耳，其卒中、短暂性脑缺血发作的趋势不同，其中菜花样左心耳与发生卒中的相关系数最高。

（2）左心耳封堵器的类型：左心耳封堵器发展至今已有很多种类，已经临床应用的主要有三种，即 PLAATO（Ev3 公司，美国）、WATCHMAN（Atritech 公司，美国）和 Amplazer 封堵器。以左心耳封堵器及组件为例介绍其结构。

①骨架为镍钛诺结构：尺寸（直径）为 21 mm，24 mm，27 mm，30 mm，33 mm；镍钛合金支架的左心房面覆盖聚酯膜，心耳面开放，环绕封堵器体部装配倒钩，可使其与左心耳壁固定。

②左心耳封堵系统组件：（如图 2 – 6 所示）房间隔穿刺通路系统，有单弯、双弯两种，外径 14F（4.7 mm），内径 12F，工作长度 75 cm；封堵器输送系统等。

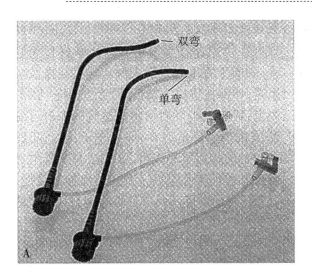

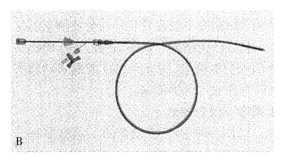

图 2 - 6　左心耳封堵系统组件

A. 房间隔穿刺通路系统；B. 左心耳封堵组件递送系统

（3）术前常规检查：三大常规、肝肾功能、血糖、血脂、电解质、凝血、血型、D - 二聚体、肌钙蛋白 I、传染病筛选、心电图、心脏彩超、胸片、动态心电图等。术前国际标准化比率（international normalized ratio，INR），1.5 ~ 2.0。术前 3 天停用华法林，改低分子肝素皮下注射；如果术前未停用华法林，术中肝素酌情用量，术前常规二代头孢静脉滴注，预防术中感染，术前 8 小时禁食禁水。

（4）术中操作：术中麻醉插管（全身麻醉），建立静脉通路，食管超声观察排除左心耳血栓，测量左心耳口部直径和深度（口部直径需要 < 31 mm），LVEF（> 30% 可以做封堵）。股静脉穿刺，置入血管鞘，行房间隔穿刺，建议穿刺位置在房间隔中下靠后。将猪尾管定向到左心耳，采用 RAO 30°加头位/足位20°做左心耳部造影，观察其形态、测量左心耳口部大小及深度。选择合适尺寸的封堵器，封堵器直径的选取取决于左心耳开口的最大直径，左心耳开口直径应在 17～31 mm 之间，左心耳可用深度应大于或等于开口直径（如表 2－1 所示）。

表 2－1　封堵器大小与左心耳开口大小对应关系

LAA 最大开口（mm）	器械尺寸（mm）（无挤压状态）
17～19	21
20～22	24
23～25	27
26～28	30
29～31	33

导引鞘定位与操控进入左心耳，为了更好地观察左心耳结构以及确定导引鞘的头端位置，应多视角多方法观察。左心房造影至少 RAO 30°头位/足位多方位观察；TEE 至少 0°～135°扫视。导引鞘在向心耳尖部或者心耳壁推进到深处时，多视角观察尤为重要。寻找左心耳中合适的位置，平稳缓慢的展开封堵器（至少 3～5 秒），确保封堵器远端未发生前移，封堵器展开过程中，禁止向前推。封堵器释放前所有释放条件都必须满足：Position 位置—封堵器最大直径平面刚好在或稍远于左心耳开口平面；Anchor 锚定（稳定性）倒刺嵌入组织，封堵器位置稳定；Size 大小—封堵器相对于原直径压缩8%～20%；Seal 封堵—封堵器覆盖开口平面，左心耳所有瓣叶都被封堵。如果需要，封堵器可以回收（部分或整体）重新放置。

4. 术后抗凝

患者需要术后服用华法林至少 45 天（有效 INR 内），45 天以后，TEE 评估血流是从封堵器周围还是封堵器内部流出的。如果左心耳封堵完全，或者残存血流小于 5 mm，则可停止服用华法林，患者应继续服用阿司匹林和氯吡格雷直至术后六个月，术后 6 个月后，继续服用阿司匹林。如果残存血流大于 5 mm，则应继续服用华法林，TEE 下确定残存血流小于 5 mm 后再继续阿司匹林治疗。

5. 并发症

（1）急性心脏穿孔及压塞。

（2）血栓栓塞并发症。

（3）封堵器移位或脱落。

二、动脉导管未闭（PDA）介入封堵术

动脉导管未闭（PDA）是最常见的先天性心脏病之一，目前治疗方法主要有介入封堵术、开胸结扎术、胸腔镜手术等。开胸结扎手术，其创伤大，术后恢复时间较长，且会遗留明显的疤痕。而介入治疗具有安全、有效、创伤小、康复快、并发症少等优点。介入治疗已是动脉导管未闭的首选治疗方法。

1. 适应证

（1）Amplatzer 法

1）左向右分流不合并需要外科手术的 PDA。

2）PDA 最窄径≥2 mm，年龄通常≥6 个月，体重≥4 kg。

3）PDA 外科手术后残余分流。

（2）可控弹簧栓子法

1）左向右分流不合并需要外科手术的 PDA。

2）PDA 最窄径（Cook 弹簧圈≤2 mm，Pfm 弹簧圈≤3 mm），其余同 Amplatzer 法。

2. 禁忌证

（1）Amplatzer 法

1）依赖 PDA 存在的心脏畸形。

2）严重肺动脉高压并已导致右向左分流。

3）败血症，封堵术前 1 个月内患有严重感染。

4）活动性心内膜炎，心内有赘生物。

5）导管插入途径有血栓形成。

（2）可控弹簧栓子法

1）窗形 PDA。

2）其余同 Amplatzer 法。

3. 手术操作

经皮穿刺（Seldinger 技术）右股动脉、股静脉成功后，放入血管鞘，先用

猪尾巴导管行降主动脉造影，采用左侧位投影，确认其导管的位置、大小、形态。建立股静脉—右房—右室—肺动脉—动脉导管—降主动脉的导丝轨道，选择比测量动脉导管宽度大 4~8 mm 的封堵器及合适的输送鞘管系统，在透视下送入封堵器，卡于动脉导管内，重复左侧位降主动脉造影，无残余分流，即可释放封堵器，完成治疗（如图 2-7 所示）。

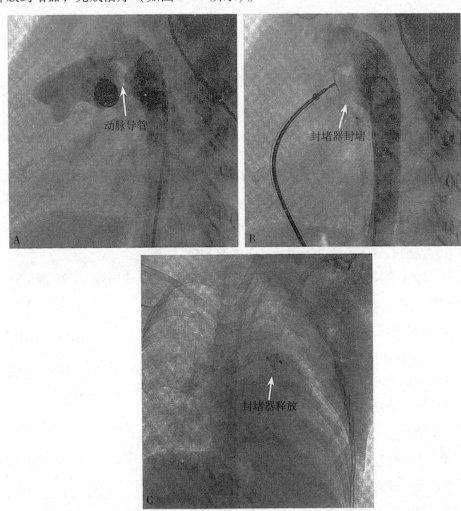

图 2-7　动脉导管未闭封堵术

A. 降主动脉造影显示 PDA；B. 封堵器封堵 PDA；C. 封堵器释放后

4. 术后处理

（1）穿刺侧肢体制动 6 小时，卧床 20 小时，局部沙袋压迫 6 小时。

（2）用抗生素 1 天。

（3）术后 24 小时、1、3、6 及 12 个月复查经胸超声心动图。

5. 并发症

（1）溶血：应尽量完全封堵 PDA，避免产生喷射性残余分流。一旦发生溶血多采用非手术疗法，包括应用激素、碳酸氢钠等，酌情输血；也可采用可控弹簧栓子再次封堵；若无奏效且患者病情有恶化之趋势应行外科手术。

（2）封堵器脱落：操作要规范，封堵器定位要准确。发生封堵器脱落应酌情采用异物钳夹取，若不成功则行手术处理。

（3）主动脉及肺动脉夹层：为预防其发生，应轻柔操作，一旦发生视病情采取非手术治疗、带膜支架置入或外科手术。若为肺动脉夹层也可尝试经动脉侧送导丝建立股动脉—PDA—肺动脉—股静脉轨道，然后进行封堵。

（4）左肺动脉及降主动脉狭窄：若有明显压差应更换或取出封堵器。

（5）残余分流：少量残余分流可随访观察；中量以上残余分流应行再次封堵术或外科处理。

三、房间隔缺损（ASD）介入封堵术

房间隔缺损是先天性心脏病中最常见的一种病变。介入封堵术安全性高，手术操作时间短，术后恢复快。采用经股静脉穿刺的方法，将封堵伞送入心房，补贴固定在房间隔缺（ASD）损处，阻断房水平左向右分流，恢复正常血液循环。

1. 适应证

（1）继发孔房缺：分流方向为左向右，同时具备以下条件。①缺损直径≥3 mm，≤34 mm。②右心房室扩张，有右室容量负荷增加的指征。③缺损边缘至冠状静脉窦，上下腔静脉口及右上肺静脉的距离≥5 mm。④缺损边缘至房室瓣环距离≥7 mm。⑤房缺左向右分流不伴有重度肺动脉高压。

（2）继发孔房缺外科术后残余分流。

2. 禁忌证

（1）原发性房间隔缺损及冠状静脉窦型房间隔缺损。

（2）最大直径≥34 mm，边缘组织过软，尤其是下腔静脉端及房室瓣环部位房缺。

（3）房间隔组织发育差，有大的房间隔瘤者。

（4）合并重度肺动脉高压者。

（5）合并其他必须手术矫治的畸形者。

（6）合并血栓、感染、败血症或其他严重并发症者。

3. 手术操作

局部麻醉或全身麻醉下穿刺股静脉，放入血管鞘，经血管鞘进入端侧孔多功能导管到右心房，行右心导管检查，静脉推注肝素 100 U/kg。将 260 cm 加硬导丝从右心房经房间隔缺损处进入左心房，置于左上肺静脉内，再更换输送鞘管于左房内。根据术前彩超测量房缺大小，选择比测量缺损大 4 ~ 6 mm 的封堵器及合适的输送鞘管系统至左房内，在透视及超声心动图监测下，先打开封堵器的左房侧伞，回撤至房缺的左房侧，固定输送导管，继续回撤鞘管打开封堵器的右房侧伞。经透视及超声心动图下监测封堵器位置及形态达满意且无残余分流时，可少许用力反复推拉输送鞘管，重复超声及透视，当封堵器固定不变，可操纵旋转柄释放封堵器，撤出鞘管，压迫止血（如图 2 - 8 所示）。

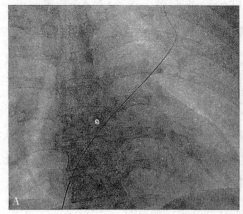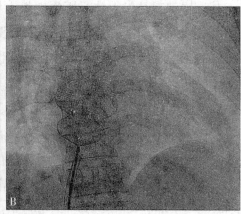

图 2 - 8　房间隔缺损封堵术

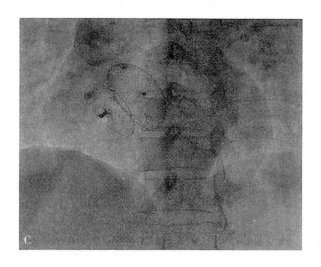

图 2 - 8　房间隔缺损封堵术（续）

A. 轨道导丝至左上肺静脉；B. 封堵器封堵 ASD；C. 封堵器释放后

4. 术后处理

（1）入病房监护。

（2）术后肝素抗凝 24 小时。

（3）口服阿司匹林，小儿 3 ~ 5 mg/（kg·d），成人 3 mg/（kg·d），6 个月，封堵器直径≥30 mm 患者可酌情加服波立维，成人 75 mg/d。

（4）应用抗生素。

（5）术后 24 小时及 1、3、6、12 个月复查超声心动图、心电图及 X 线胸片。

四、室间隔缺损（VSD）的介入封堵术

室间隔缺损是最常见的先天性心脏病之一，它亦可能是后天性的，可发生在室间隔的任何解剖部位。介入封堵术创伤小，痛苦少，疗效迅速，患者乐于接受。

1. 适应证

（1）室间隔缺损直径：膜部室缺直径 2 ~ 12 mm，肌部室缺直径≤14 mm，儿童一般应≤10 mm。

（2）膜部室缺距主动脉右冠瓣的距离 >1.5～2 mm，同时主动脉右冠瓣脱垂未遮挡缺损口，不合并病理性主动脉瓣反流。

（3）缺损距三尖瓣距离≥1.5～2 mm，无中度以上三尖瓣反流。

（4）室间隔缺损合并其他可以介入治疗的心血管畸形。

（5）外科手术后残余漏。

（6）轻到中度肺动脉高压而无右向左分流。

（7）急性心肌梗死室间隔穿孔或外伤性室间隔穿孔。

（8）年龄 >3 岁，体重 >10 kg。

2. 禁忌证

（1）缺损解剖位置不良，封堵器放置后影响主动脉瓣或房室瓣功能的，如肺动脉干下型室缺。

（2）活动性心内膜炎，心内有赘生物，或引起菌血症的其他感染。

（3）封堵器安置处有血栓存在，导管插入处有静脉血栓形成。

（4）重度肺动脉高压伴双向分流者。

3. 手术操作

经皮 Seldinger 穿刺右动股脉、股静脉成功后，放入血管鞘，先用猪尾巴导管行左心室造影，采用左前斜45°～55°加向头斜25°～30°角度投照，确认其室缺的位置、大小、形态及距主动脉瓣的距离，再做主动脉瓣上造影，确认有无主动脉瓣反流，然后建立股动脉 - 降主动脉 - 左心室 - 室缺损处 - 右室 - 股静脉的轨道，选择比测量缺损口大 3～4 mm 的封堵器及合适的输送鞘管系统，从股静脉侧经输送长鞘送入封堵器，在升主动脉或左心室内张开封堵器前伞，后撤于室缺处，于右室面侧张开后伞，将封堵器卡于缺损处，再以前斜45°～55°加向头斜25°～30°角度做左心室及主动脉瓣上造影。观察其缺损处封堵完全及未影响主动脉瓣开放，即可释放封堵器，完成治疗（如图 2 - 9 所示）。

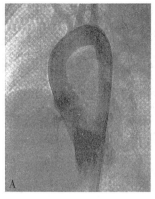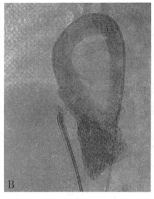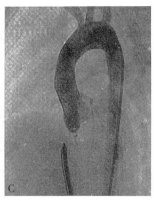

图 2-9　室间隔缺损封堵术

A. 左室造影 LAO 55° + CRA 25°；B. 封堵器封堵 VSD；C. 主动脉瓣上造影

4. 术后处理

（1）穿刺侧肢体制动 8 小时，卧床 20 小时，局部沙袋压迫 6 小时。

（2）术后肝素抗凝 24 小时。

（3）心电图监测，观察 5~7 日。

（4）应用地塞米松（成人 10 mg/d，儿童 3~5 mg/d，静脉注射）3~5 日。

（5）口服肠溶阿司匹林 3~4 mg/（kg·d），6 个月。

（6）抗生素 1 天。

（7）术后 24 小时、1、3、6 及 12 个月以上复查经胸超声心动图、心电图及 X 线胸片。

5. 并发症及其防治

（1）心律失常：是最常见的并发症，可发生于术中或术后，出现室性期前收缩、室速、交界性心动过速、束支传导阻滞、房室传导阻滞等。术中出现者多由于导管或导丝刺激心脏内结构或封堵器对传导束暂时性挤压所致，及时终止操作大多短时间内恢复正常。术后出现Ⅲ度房室传导阻滞的发生与封堵器过大、患者年龄 <5 岁、体质量 <10 kg、手术时间延长、术中出现传导阻滞等相关。因此，为避免严重并发症出现，应仔细选择合适病例，谨慎操作，术中出现高度或完全性房室传导阻滞，应及时终止介入封堵术。术后留观时间至少 1 周以上，短期内应用糖皮质激素预防传导阻滞发生，一旦出现严重传导阻滞，应及时置入临时心脏起搏器，甚至永久起搏治疗。

（2）瓣膜关闭不全：包括轻度以上主动脉关闭不全、二尖瓣关闭不全、三尖瓣关闭不全等。发生率为 2% ~ 10%。发生原因往往是介入操作过程中损伤瓣膜结构或腱索所致。亦有报道因置入封堵器后，瓣膜反复与封堵器接触，瓣膜损伤导致关闭不全。通过术后升主动脉造影，主动脉瓣关闭不全较易发现，二尖瓣或三尖瓣反流需经心脏超声明确。因此，术中超声监测较为重要。手术操作轻柔，注意导引钢丝及输送长鞘在心脏内走行轨迹，避免瓣膜损伤。若释放封堵器之前发生，应收回封堵器，若释放封堵器之后发生应酌情手术处理。

（3）机械性溶血：术后因有残余分流，高速血流冲击封堵器，可产生机械性溶血，发生率较小，可见肉眼血尿。给予地塞米松、碳酸氢钠、大量补液等治疗后，血尿于 72 小时后缓解。如有持续性肉眼血尿，一般建议取出封堵器，酌情外科手术或再次封堵治疗。

（4）其他少见并发症：包括急性左心衰竭、髂静脉血栓形成、腹股沟血肿、心包填塞、下肢动脉血栓形成、术后猝死、感染性心内膜炎等。术中小心操作、术后适当应用抗血小板药及抗生素可减少此类并发症。

五、二尖瓣狭窄球囊扩张术（PBMV）

二尖瓣狭窄的球囊扩张术，是利用球囊扩张的机械力量使粘连的二尖瓣叶交界处分离，以缓解瓣口狭窄程度，从而降低左心房内压力，缓解肺淤血症状，对患者提高生活质量有重要意义。

1. 适应证

（1）中、重度单纯二尖瓣狭窄，瓣膜无明显变形、弹性好、无严重钙化，瓣膜下结构无明显异常，左心房无血栓，瓣口面积≤1.2 cm^2，窦性心律。

（2）二尖瓣交界分离手术后再狭窄，心房纤颤，二尖瓣钙化，合并轻度二尖瓣或主动脉瓣关闭不全，可作为相对适应证。合并房颤时术前需做食管超声检查，排除没有血栓，方可行球囊扩张术。

（3）二尖瓣狭窄伴重度肺动脉高压，手术治疗危险性很大者，不宜换瓣者，也可作为二尖瓣狭窄球囊扩张术的选择对象。

2. 禁忌证

（1）风湿活动，有体循环栓塞史及严重心律失常，严重心功能不全者。

（2）二尖瓣叶明显变形，瓣下结构严重异常。

（3）二尖瓣或主动脉瓣中度以上关闭不全。

（4）房间隔穿刺禁忌者。

（5）患者有出血性疾病或有出血倾向。

（6）左心房内有活动性血栓者。

3. 手术操作

经皮 Seldinger 穿刺右股静脉成功后，放入血管鞘，行右心房造影，观察三尖瓣环、左心房及主动脉根部的相对解剖关系。穿刺房间隔，穿刺成功后，经导管放入"二圈半"左房导丝，用扩张器扩张股静脉穿刺孔和房间隔穿刺孔。根据身高选择球囊大小，身高大于 180 cm，球囊直径 26 ~ 30 mm；身高大于 160 cm，球囊直径 24 ~ 28 mm；身高大于 150 cm，球囊直径 22 ~ 26 mm；身高小于 150 cm，球囊直径 20 ~ 24 mm。球囊导管经股静脉 – 右心房 – 左心房 – 二尖瓣口，在透视监视下扩张二尖瓣口，直至扩后球囊被压征象消失。迅速回抽减压至球囊完全回缩后撤出二尖瓣口。扩张前后测量左心房压力，左心房压力下降为判断标准，不可过度扩张，以免造成二尖瓣关闭不全（如图 2 – 10 所示）。

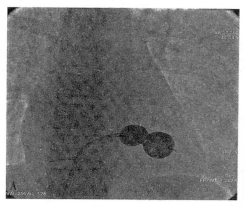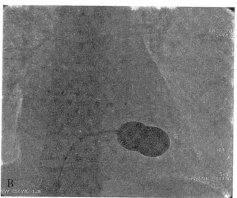

图 2 – 10   二尖瓣狭窄球囊扩张术

A. 球囊卡于二尖瓣瓣口处；B. 球囊扩开

判断 PBMV 临床成功的指标是：

（1）心尖部舒张期杂音消失或明显减弱。心功能提高一级以上。

（2）左心房平均压下降明显 ≤1.5 kPa（11 mmHg）。

（3）心排出量增加，全肺阻力下降。

（4）无重要并发症发生。

4. 并发症

（1）穿刺房间隔可引起心包填塞，误穿入主动脉后，造成主动脉－右心房瘘以及房间隔缺损和心律不齐等。

（2）球囊扩张可引起二尖瓣反流、体循环栓塞、心律不齐、心脏穿孔及急性肺水肿等，严重者可造成死亡。

六、肺动脉瓣狭窄球囊扩张术（PBPV）

肺动脉瓣狭窄发病率约占先天性心脏病的 8% ~10%，肺动脉狭窄以单纯肺动脉瓣狭窄最为常见，约占90%，其次为漏斗部狭窄，肺动脉干及其分支狭窄则很少见，但可继发或并发瓣下狭窄，它可单独存在或作为其他心脏畸形的组成部分，如法洛四联症、卵圆孔未闭等。若跨瓣压差 <30 mmHg，一般不会出现明显的临床症状。

1. 适应证

（1）典型的肺动脉瓣狭窄，心输出量正常时肺动脉与右心室的压力阶差（$\triangle P$）≥6.67 kPa（50 mmHg）为 PBPV 治疗的绝对适应证。

（2）典型的肺动脉瓣狭窄，心电图显示右心室增大，右心室造影示肺动脉扩张、射流征存在，跨肺动脉瓣压差4.67 ~6.67 kPa（35 ~50 mmHg）作为 PBPV 治疗的相对适应证。

（3）有关手术年龄问题：如肺动脉瓣狭窄属中、重度，宜早做 PBPV 术，这样有利于患儿的右心功能的恢复。一般情况下，1 ~3 岁期间行 PBPV 术较好，并发症较少。对一些轻度肺动脉瓣狭窄（跨肺动脉瓣压差小于 30 mmHg）患儿，如无临床症状，可不必急于行 PBPV 术。这部分患儿一般生长发育不会受到影响，随着生长发育部分患儿杂音可减轻或消失。

2. 禁忌证

（1）对于伴有右室发育不良、右心功能不全，伴明显三尖瓣反流、重度肺动脉发育不良者，通常不宜选用 PBPV，而外科手术应作为首选。

（2）心功能不良，合并其他必须手术矫治的畸形者。

（3）合并血栓、感染、败血症或其他严重并发症者。

3. 手术操作

经皮 Seldinger 穿刺股静脉成功后，放入血管鞘，经血管鞘进入端侧孔多功能导管到右心室，测量肺动脉瓣上与瓣下的压力差，压差大于 50 mmHg 以上就有扩张指针。换猪尾巴导管做右心室侧位造影，右心室造影可见肺动脉瓣处明显的"射流征"，肺动脉总干的狭窄后扩张。测量肺动脉瓣环直径，选择较肺动脉瓣环直径大 20% ~40% 的肺动脉瓣扩张球囊或二尖瓣扩张球囊，经导管放入"二圈半"导丝，沿该导丝送入球囊导管，在左侧位透视下置球囊中心于肺动脉瓣口，以对比剂与生理盐水 1：5 比例配制的球囊导管充盈液充盈球囊至狭窄形成的切迹消失，迅速回抽减压至球囊完全回缩后撤出。测量肺动脉瓣跨瓣压差，压差小于 25 mmHg，疗效较好（如图 2 – 11 所示）。

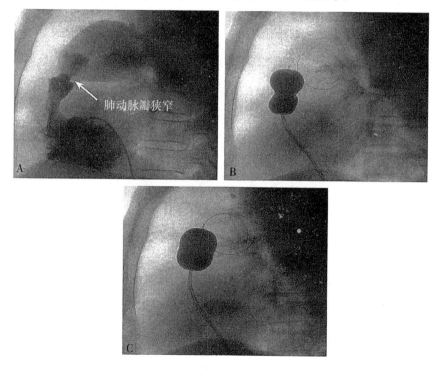

图 2 – 11 肺动脉瓣狭窄球囊扩张术（续）

A. 肺动脉瓣狭窄；B. 球囊卡于肺动脉瓣处；C. 球囊扩开

4. 并发症

严重并发症发生率为 0.8%，主要有：

（1）三尖瓣关闭不全（罕见），可进行药物保守治疗，或择期外科手术处理。

（2）心动过缓，采用药物治疗或安装起搏器。

（3）右室流出道痉挛造成重度狭窄，引起右室排血受阻、心脏骤停。

（4）肺动脉瓣关闭不全，多不需处理。

七、冠状动脉狭窄球囊成形术（PTCA）

将球囊导管送至冠状动脉狭窄病变处，加压扩张以增大血管内径，改善心肌血供，是治疗冠心病的介入治疗方法之一。

1. 适应证

（1）药物治疗效果不佳的慢性稳定性心绞痛或不稳定性心绞痛，有明确的心肌缺血证据，左心功能良好。

（2）扩展的适应证：慢性稳定性心绞痛或不稳定性心绞痛伴多支血管病变；药物治疗有效的心绞痛，但运动试验阳性者；急性心肌梗死；冠脉搭桥术后心绞痛；高危心绞痛患者；变异型心绞痛但有严重的固定狭窄；PTCA术后再狭窄者。

2. 禁忌证

（1）严重出血倾向。

（2）心功能障碍。

（3）大动脉炎症活动期。

（4）导丝和导管未能插过血管狭窄（闭塞）段。

3. 手术操作

先行冠脉血管造影，了解血管病变位置、程度和侧支血液供应情况，狭窄段上下方的血流速度等血流动力学改变。将造影导管换成指引导管，选择合适类型的指引导管，提高指引导管和冠脉开口的同轴性（如图2-12所示），然后注入肝素 100 U/kg，注射硝酸甘油 100～300 μg 可减少冠状动脉痉挛。用导丝试通过狭窄段，此操作应在多方向 X 线透视下进行，以免导丝进入假道，形成血管夹层。导丝通过狭窄段后，注入对比剂显示导丝进入狭窄血管的真腔内，位置准确后深插导丝至病变血管远端。选择球囊导管，以球囊与靶部位的血管直径(1～1.1)：1来选择球囊导管。将球囊导管沿导丝送入狭窄段。

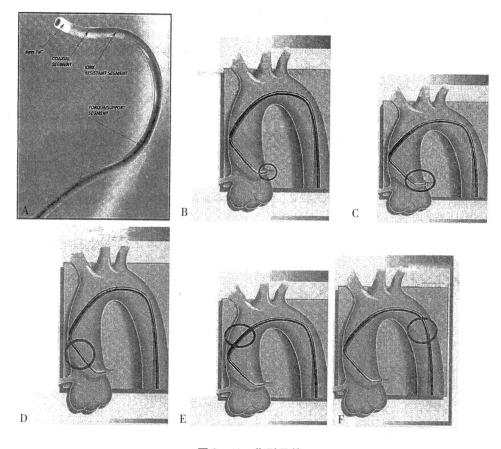

图 2 - 12　指引导管

　　也可先采用小球囊导管对狭窄段进行预扩张，再送入大球囊导管。确定球囊准确位于狭窄段后即可开始扩张球囊。用压力泵推注稀释的对比剂充胀球囊。透视下可见狭窄段对球囊的压迹。如压迹正好位于球囊的有效扩张段可继续加压扩张，直至压迹消失。一般每次扩张持续 15～30 秒，可重复 2～3 次。撤出球囊导管时应将其抽瘪，以利于通过导管鞘。扩张结束后，要重复血管造影，了解血管扩张情况。

　　球囊扩张的机制是由于球囊的高压扩张导致血管内膜、中膜不规则的撕裂，故 PTCA 仍有其自身的限制性。由于血管的弹性回缩，球囊扩张并不能使血管病变处充分扩张、血管内径充分增大。其再狭窄率达 30%～35%，多发生在术后 6 个月内，如稳定 1 年以上，则极少有再狭窄。

4. 并发症

内膜撕裂、急性闭塞、边支闭塞、血栓形成及栓塞、冠脉痉挛、心律失常，包括缓慢型心律失常及各种室性心律失常。并发症的发生率为 5% ~ 10%，但其中 80% ~ 90% 的病例经适当处理可获得满意的结果，转为成功的 PTCA。

八、冠脉血管内支架放置术

冠状动脉支架术就是通过介入的方法将冠状动脉狭窄或闭塞的部位通过扩张使其再通，然后放入一个金属支架支撑起狭窄的部位，使狭窄的血管腔扩张，保持冠状动脉的畅通。

1. 适应证

（1）无症状心肌缺血或轻微心绞痛的患者，平板运动试验或 24 小时动态心电图监测证实有显著缺心的高危患者，为降低严重或致死性心脏事件的风险，如冠脉造影有严重病变，狭窄大于 75% 以上，应考虑选择冠脉支架术。

（2）中到重度稳定性心绞痛或不稳定性心绞痛对药物的反应不理想者。

（3）急性心肌梗死。

2. 禁忌证

（1）严重出血倾向。

（2）肾功能很差，或者患者合并有恶性肿瘤。

（3）合并严重感染。

（4）冠脉严重钙化性病变。

（5）对比剂过敏。

3. 手术操作

经选择性冠状动脉造影明确冠状动脉有局限性或阶段性狭窄，更换指引导管，指引导管为冠状动脉介入提供输送管道，在选择时需注意内径、支持力以及与冠状动脉开口的同轴性。指引导管一旦进入冠状动脉开口应首先观察压力，在确保无压力嵌顿的情况下进行。注入肝素 100 U/kg，注射硝酸甘油 100 ~ 300 μg 可减少冠状动脉痉挛的发生。

送入引导钢丝，引导钢丝头部需弯成一定的弯度，弯度的大小应根据病变的走行、血管直径和特点来决定，引导钢丝进入冠状动脉开口时动作要轻柔，在确保推进引导钢丝无任何阻力情况下将其送入血管内，引导钢丝通过狭窄病变时要边转动钢丝边推送，引导钢丝到位后要造影确认其在血管真腔内，再行操作。导丝通过狭窄段血管腔内至血管远端。选择合适的球囊导管，球囊扩张时其压力应由小向大逐渐增加，直到球囊上病变压迹消失为止。选择合适长度及大小的支架，使其贴附在血管壁上，支架起到支撑血管作用。使血管狭窄处的血流恢复正常，有效保证心肌的血液供应（如图 2 – 13 所示）。

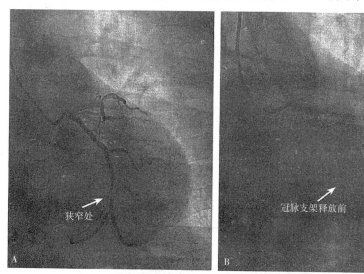

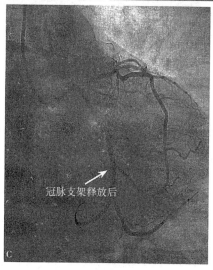

图 2 – 13　冠脉支架植入术

A. 冠脉狭窄；B. 支架释放装置准确到位；C. 释放支架后冠脉造影

4. 术后注意事项

（1）冠状动脉球囊扩张、支架植入术后要坚持长期服用阿司匹林，裸支架常规联用氯吡格雷 3 个月，药物涂层支架常规联用氯吡格雷 12 个月，同时注意调脂治疗，以防止支架内再狭窄。

（2）术后急性或亚急性支架血栓形成一般发生在植入支架后 24 小时至 2 周内。此阶段患者情绪紧张是导致冠脉痉挛的常见诱因。持续剧烈的冠脉痉挛可导致支架内血小板聚集、血栓形成或血管闭塞。因此，要注意手术前后的健康及心理护理，而病人自己也需要放松心情。

（3）突然有胸闷、胸痛、出汗、心慌等症状，立即向医生汇报，进一步检查明确有无血栓形成。

（4）半年至一年最好复查冠脉造影，早期发现有无冠状动脉再狭窄。

九、 冠脉斑块消融术

1. 冠脉血管内溶栓术

血栓形成 6 小时以内，血管复通 90% 以上，24 小时、48 小时疗效递减。用 Seldinger 技术行动脉穿刺插管至冠脉开口，行常规冠脉血管造影诊断。溶栓药物有尿激酶、t－PA 组织型溶酶原活化因子。经导管注入溶栓药物至相关血管内，术中监测 TIMI 血流、再灌注性心律失常、心电图及心肌酶和心功能。1 小时后再次冠状动脉造影以判断冠脉再通情况。

2. 血管内斑块旋磨术（PTCRA）

（1）原理：冠脉旋磨术是根据"差异切割"或"选择性切割"的理论，采用呈橄榄形带有钻石颗粒旋磨头的导管在冠脉血管内用机器带动 8~22 万转/分的高转速，选择性地去除纤维化或钙化严重的动脉硬化斑块，而遇有弹性的血管组织，高速旋转的旋磨头会自动弹开，即旋磨头不切割有弹性的组织和正常冠状动脉。临床资料已证实旋磨后血管内壁明显扩大而其血管内壁光滑，内膜撕裂的发生率明显低于单纯球囊扩张。

在治疗中已明确体会到旋磨术对冠脉血管中膜无损伤，对血管的牵张较小，弹性回缩发生率低。动物试验显示，旋磨后动脉硬化的斑块被高转速的磨头磨成微小的颗粒，平均直径为 5μm，小于红细胞直径，仅有 1.5%~2% 的微粒直

径 >10 μm。这些微粒可随血流进入毛细血管，最终为肝、脾、肺及内皮吞噬细胞所吞噬，对于远端血管床、左心室壁运动及心功能无明显不良影响并且不产生新的血栓。这项技术在 20 世纪 90 年代初已应用于冠心病介入治疗领域。尤其对重钙化球囊无法扩张的病变仍是一种极为有效的介入治疗方法。也是近年来 PCI 术中的一项高端技术。

（2）适应证

严重钙化病变：冠脉内中重度的钙化病变，冠脉血管病变单纯球囊扩张效果往往不满意者。

球囊无法扩张的病变：因病变僵硬，无顺应性，球囊压力加大 20 atm 病变仍无法扩张，有的病变可将球囊顶破。

血管分叉处病变：叉口病变球囊扩张时容易将斑块挤压到另一支血管开口，利用旋磨技术可以将斑块旋磨去除后再用球囊扩张，提高了治疗效果。

支架内再狭窄：主要机制是内膜的过度增殖，单纯球囊扩张效果不理想，旋磨术可去除过度增殖的血管内膜，使管腔扩大，达到满意的治疗效果。

（3）禁忌证

急性心肌梗死，冠脉内有血栓病变，旋磨可加长血管内血栓，发生慢血流或无血流现象。

退行性大隐静脉桥病变，旋磨治疗易发生血管栓塞或无复流现象。

严重的成角病变（ >60°），成角病变的旋磨可能会伤及深层管壁，甚至引起冠脉穿孔。

有明显内膜撕裂病变。内膜撕裂明显或螺旋性内膜撕裂，旋磨可使撕裂加重。

旋磨导丝不能通过的完全闭塞冠脉血管病变。

（4）手术操作

经皮穿刺冠状动脉造影，选择高度钙化狭窄的冠脉血管，旋磨导丝通过冠脉血管病变，沿导丝进入导管头端有一高速或低速旋转的削刀或磨球，当导管头端置于血管狭窄病变处，操纵体外导管尾端驱动装置，削刀或磨球旋转，切除或磨碎病变，使血管再通。破碎粥样斑块，使之成为微粒，存留于血液循环中，有待于机体自然清除（如图 2 - 14 所示）。

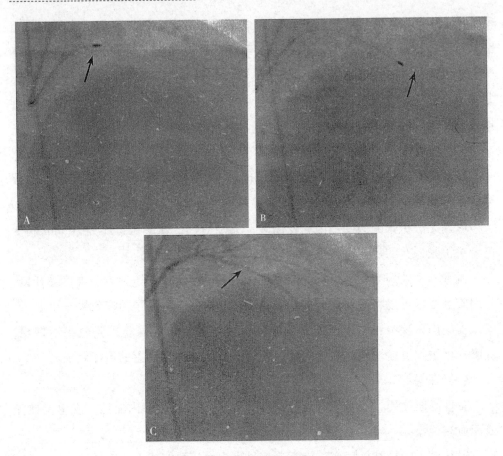

图 2－14　冠脉血管内斑块旋磨术

A. 前降支近端严重，钙化病变（箭头）；B. 旋磨头对前降支近端严重，钙化病变进行
旋磨（箭头）；C. 旋磨后前降支近端严重钙化，病变明显减轻（箭头）

十、冠脉介入治疗辅助技术的应用

1. 血管内超声显像（IVUS）

尽管冠状动脉造影依然是指导和评价 PCI 的手段，常规冠状动脉造影只显
示被造影剂充盈的血管腔的轮廓，而血管内超声显像检查则不仅能够提供血管
腔的形态，而且能够显示血管壁的结构和功能状态，是诊断冠状动脉病变及指
导和判断冠状动脉介入治疗效果的可靠手段。若有条件，以下情况建议行冠状
动脉内超声显像检查。

（1）提供血管腔径的大小，选择合适的支架，确定冠状动脉支架释放是否达到理想状态。

（2）确定支架内再狭窄的机制（支架膨胀不全或内膜增生），并且选择适当的治疗方法。

（3）在血流受限的患者，协助评价冠状动脉闭塞及血流减慢的原因。

（4）对冠脉介入治疗后血管造影结果欠佳者进行评价。

（5）心脏移植术后动脉粥样硬化的诊断和处理。

（6）在需要行旋磨术的患者，确定冠状动脉钙化及分布。

（7）有典型心绞痛症状且心肌缺血负荷试验显示心肌缺血，但血管造影无狭窄或狭窄程度轻微者。

2. 冠状动脉内血流储备分数（fractional flow reserve FFR）测定

是指狭窄冠脉所能达到的最大血流量和理论上不存在任何狭窄时该血管的最大血流量之比。也就是在最大充血状态下，狭窄病变远端的冠脉平均压与近端冠脉平均压或主动脉压的比值。应用压力导丝所测得的冠状动脉血流储备分数（FFR）是评价冠脉狭窄机械梗阻的良好指标，如果 FFR > 0.75 无须进行介入治疗，FFR < 0.75 提示狭窄严重需要介入治疗。

（1）下述情况建议进行冠状动脉 FFR 测定

有心绞痛症状的患者，冠脉造影显示临界病变（管腔狭窄 50% ~ 70%）的，决定是否需要介入治疗。

评估冠脉介入治疗恢复冠状动脉血流储备是否成功，并且预测再狭窄的危险性。

评估有心绞痛症状但血管造影未发现病变的患者。

（2）FFR 检测注意事项

FFR 检测不宜用于严重的左室肥厚，血管床增加与心肌肥大不呈正比，FFR 值会被高估。

微循环病变不宜 FFR 检测，因最大充血期心外膜下冠脉血流增加受阻，低估病变严重程度。

ST 段抬高性心梗或心梗小于 5 天不宜 FFR 检测，由于梗死范围不同、侧支循环出现与否、心肌抑顿或休眠、微循环功能障碍、血流动力学不稳定诸多因素导致 FFR 测值不准确。但对恢复期心梗相关血管和非梗死相关血管的血流功能仍可进行准确评估。

中心静脉压增高有可能影响 FFR 值的准确性。

术前常规应用肝素和硝酸甘油，用法与用量同其他介入操作；FFR 检测前酌情冠脉内再注射硝酸甘油 100 ~ 300 μg，防止血管痉挛影响 FFR 检测的准确性。

禁忌：窦房结病变、传导阻滞、阻塞性肺病、腺苷过敏者。

不良反应：患者可有类似心绞痛样胸痛，停药 1 ~ 2 分钟缓解，偶见窦性停搏和房室传导阻滞，冠脉用药较静脉用药更易发生。处理，停药、对症或应用腺苷受体拮抗剂（氨茶碱 250 mg + 20 mL 生理盐水，5 分钟内注入）。

（3）FFR 检测用药

腺苷或三磷酸腺苷，腺苷是 FFR 检测基础用药。两种药物均不依赖心肌代谢需要，通过血管平滑肌细胞的腺苷 A_2 受体产生扩张血管作用，并用量和用法完全相同。

冠脉弹丸注射：给药后 10 秒作用达峰，充血相持续 5 ~ 15 秒，30 秒内作用消失，药效不稳定，部分患者不能获得最大充血状态。数分钟内可重复注 2 ~ 3 次。用于非开口部位、单个病变时的局部 FFR 检测。冠脉团注首次左冠 20 ~ 50 μg，右冠 15 ~ 20 μg；重复左冠 60 ~ 150 μg，右冠 30 ~ 40 μg。

静脉用药：静脉输液 30 秒起效，1 ~ 2 分钟获得稳定的最大充血态，一般需持续给药 3 ~ 6 分钟，停药后 1 ~ 2 分钟作用消失。适合所有病变的局部或回撤连续 FFR 检测，结果较冠脉团注准确，推荐静脉用药。静脉最大用药量 140 μg/（kg·min）。

FFR 检测方法的选择：FFR 检测有以下两种方法。

局部检测：压力导丝送达病变远端，停留在局部进行压力检测，用于非开口部位的单个狭窄病变，冠脉或静脉给药均可达到最大充血状态，结果判读只需观测最小 FFR 值，如获得临界 FFR 值最好再静脉给药复核。

回撤连续检测（pull back）：压力导丝送达病变远端后回撤连续 FFR 检测，用于左主干病变、多支病变、多发及弥漫性病变、分叉等复杂病变。只能通过静脉给药达到最大充血状态，结果判读除最低 FFR 值，还需观测回撤过程的压力回升阶差（压力曲线跳跃）。压力骤变（回升）大于 10 mmHg 时与造影对位，可行介入治疗。

血管内超声显像反映了病变的性质，但对评价病变所造成的血流动力学障碍准确性较差，血流储备分数反映了所测血管的心肌灌注或狭窄的机械梗阻情况，但不能反映斑块的性质。因此，以上检查手段应有机地结合起来，根据临床需要合理应用。需特别指出的是血管内超声检出的斑块（尤其是稳定性斑块）若没有机械梗阻不一定需要介入治疗。

3. 冠脉内光学相干断层成像技术（optical coherence tomography，OCT）

冠状动脉造影术是诊断冠状动脉粥样硬化性心脏病的"金标准"。但有些急性冠脉综合征患者人群中，造影显示的并不是显著狭窄病变，而血管腔内可能有不稳定斑块的破裂以及继发破裂而来的血栓，或者是斑块侵蚀、钙化结节等病变诱发的血栓形成。冠状动脉造影术是冠状动脉介入治疗中指导支架植入过程及其随访的重要手段。但是很多情况下介入医生仅通过冠状动脉造影并不能明确了解到支架植入血管腔内情况及精细评价支架植入后内膜愈合情况。

（1）原理：光学相干断层成像技术（OCT）是采用一种应用近红外光能量束在血管腔内进行360°周向扫描，将光源发出的光线分为两束，利用两束反射光发生干涉作用，从组织中反射回来的光信号随组织的性状而显示不同强弱。这些光信号经过计算机处理，通过比较分析反射波和参考波即可获得关于组织反射性和距离的数据，由此得到组织断层成像。OCT 最重要的特点就是其高分辨率，约为 10 fxm，是血管内超声成像技术（IVUS）的 10 倍左右，同时成像速度快，可以对生物组织内部的微观结构进行高分辨率横断面层析成像。由于其与病理组织学图像具有良好的对应性，又被称为"光学活检"。很多在冠脉造影上显示中等度狭窄的临界病变，行 OCT 检查后发现存在易损病变。

（2）OCT 在冠心病诊断中的应用

1）对斑块类型的分析：鉴别斑块是稳定斑块还是不稳定斑块，对冠心病的分型做准确的诊断。将斑块分为三类，即纤维斑块、纤维钙化斑块和脂质斑块。

2）对易损斑块的分析：高破裂风险的斑块（即易损斑块），就是指拥有大的脂质核心，薄纤维帽并富含巨噬细胞的斑块。OCT 是唯一能够精确测量易损斑块纤维帽厚度并与病理组织学高度相关的检查方法。OCT 图像中，大脂质核心的斑块显示为模糊边缘的低密度信号，相对于稳定型心绞痛患者，这种大脂质核心的斑块在急性冠脉综合征的患者中更容易出现。

  3）评价冠状动脉支架置入术的临床疗效。

第三章 呼吸系统疾病 X 线诊断

第一节 气管、支气管疾病

一、慢性支气管炎

（一）常见症状与体征

多见于老年人，咳嗽、咳痰，痰黏稠不易咳出。并发感染时，痰量增多，有时带血丝，多在冬春季发病。

（二）X 线表现（如图 3－1 所示）

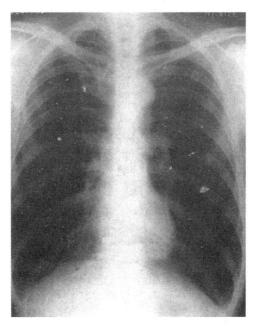

图 3－1 慢性支气管炎

1. 肺纹理增多、紊乱、扭曲、"轨道征"。

2. 弥漫性肺气肿：表现两肺透光度增高，膈肌低平，垂位心，桶状胸。

3. 肺动脉高压：右下肺动脉横径超过 15 mm。

4. 气管刀鞘状改变。

（三）诊断要点

1. 早期无异常征象

（1）肺纹理：增多、紊乱、扭曲、"轨道征"。

（2）肺气肿。

（3）并发症：肺大疱、继发感染。

（4）肺纤维化。

（5）肺动脉高压、肺心病。

（6）刀鞘征。

2. 临床诊断标准

慢性进行性咳嗽连续两年以上，每年连续咳嗽、咳痰至少 3 个月，并除外全身性或肺部其他疾病。

（四）鉴别诊断

应与间质性肺炎、结缔组织病、尘肺、细支气管炎等鉴别。

（五）比较影像学与临床诊断

1. X 线检查结合临床病史、症状是简单的。诊断方法，随访目的是除外肺部其他疾病及发现并发症。

2. CT 显示肺间质及肺实质细微改变，是重要的补充手段。

3. 对心脏进一步检查，有无继发肺源性心脏病。

二、支气管扩张

（一）常见症状与体征

咳嗽、咳脓痰，病史较长，约半数患者咯血，多为成人。病变广泛者有胸闷、气短。听诊可闻及啰音，少数患者有杵状指。

（二）X 线表现（如图 3 - 2 所示）

1. 柱状支气管扩张：两下肺纹理增多、增粗、"轨道征"、不规则的杵状致密影即指套征。囊状支气管扩张：左下肺野囊状或蜂窝状阴影，囊底小液平。

2. 肺纹理增粗、模糊。

3. 肺片状阴影。

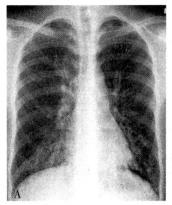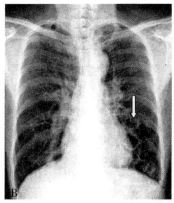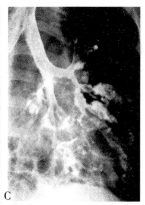

图 3 - 2　支气管扩张

A. 柱状气管扩张；B、C. 囊状支气管扩张

（三）诊断要点

早期支气管扩张平片无异常。

1. 分柱状支气管扩张、囊状支气管扩张、静脉曲张型支气管扩张。

2. 柱状支气管扩张：肺纹理多、增粗、"轨道征"、不规则的杵状致密影即指套征。

3. 囊状支气管扩张：囊状或蜂窝状影，囊底小液平。

4. 局限性胸膜增厚粘连。

5. 肺不张。

6. 肺内炎症。

（四）鉴别诊断

支气管扩张与多发性肺囊肿鉴别：前者壁稍厚，且不规则，局部肺纹理增粗、紊乱，常继发于肺结核、慢性肺炎、肺间质纤维化、胸膜肥厚；后者壁较薄、光滑、个大，少有液平，常幼小发病，肺气囊圆形薄壁空腔，变化快，伴有肺内浸润。

（五）比较影像学与临床诊断

1. 支气管造影确定支气管扩张的部位、范围及类型，利于确定手术方案（如图 3 - 2C 所示）。

2. CT、MRI 检出率高，明确诊断及范围。

3. 多数患者有咯血史，依据典型症状、体征及 X 线表现，可作出初步诊断。CT 检查和支气管造影检查是主要诊断手段。

三、先天性支气管囊肿

（一）常见症状与体征

青壮年多见，较大囊肿会压迫肺或纵隔引起呼吸困难、发绀、咯血。合并感染时则有发热、咳嗽和咳脓痰等症状。

（二）X 线表现（如图 3 - 3 所示）

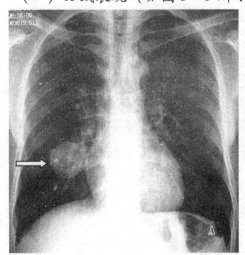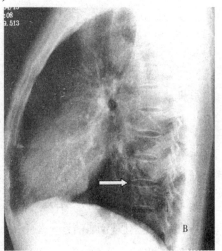

图 3 - 3　先天性支气管囊肿

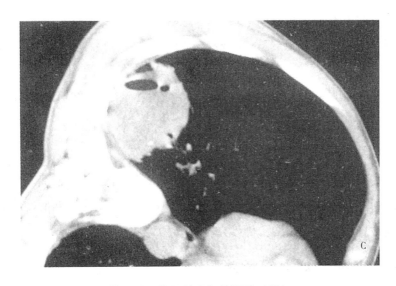

图 3 – 3　先天性支气管囊肿（续）

A、B. X 线表现；C. 同一患者 CT 表现

1. 圆形或椭圆形阴影，密度均匀，边缘光滑清楚。

2. 囊腔内出现液平面，合并感染呈环形透亮阴影。

（三）诊断要点

本病多发生在肺内，少数在纵隔内。

1. 单发性囊肿：多见于下叶，多发性囊肿可见于一叶、一侧或双侧肺野。

2. 含液囊肿：单发含液囊肿为圆形或椭圆形，密度高且均匀，边缘清楚锐利，囊壁可弧形钙化，周围肺组织清晰，深呼吸大小形态改变。

3. 液—气囊肿：囊腔内出现液平面。

4. 多发性肺囊肿呈蜂窝肺。

5. 含气囊肿：薄壁环状透亮影。

6. 囊肿周围的炎性浸润或肺不张。

7. 胸膜增厚。

（四）鉴别诊断

1. 肺大疱多发于肺外围部。

2. 结核空洞：周围有卫星灶、结核病史，好发于肺上叶尖后段及下叶背段，钙化有助于鉴别，痰检可查到结核分枝杆菌。

3. 肺隔离症：类似于支气管含液囊肿，但其较恒定的发病部位及血供可鉴别。

4. 急性肺脓肿：起病急，经炎症期，抗感染治疗后病灶逐渐缩小而吸收，动态观察易鉴别。

（五）比较影像学与临床诊断

结合临床情况，患者较年轻，病程较长，有反复呼吸道感染病史，X线检查可以诊断。CT值能显示病变成分结构；MRI信号强度确定囊液的成分；痰检及抽出物常规检查，均有助于确诊。

四、气管、支气管异物

（一）常见症状与体征

剧烈的刺激性咳嗽、胸痛、发绀、呼吸困难及气喘等。可继发阻塞性肺炎、肺不张，咳嗽、发热，白细胞计数增多等炎性感染表现。

（二）X线表现（如图3-4所示）

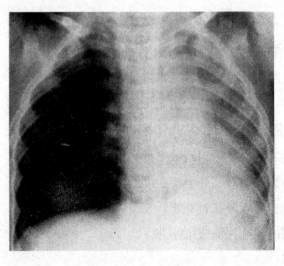

图3-4　支气管异物

1. 患侧肺野透过度增高，膈肌低平，肋间隙增宽。
2. 纵隔、气管左移。

3. 透视下可见纵隔摆动。

（三）诊断要点

1. 儿童多见，常有呛咳史，分植物性、动物性、矿物性异物。

2. 直接征象：动物性、矿物性异物不透 X 线，胸片正侧位直接显示其部位、形态和大小。

3. 间接征象：植物性、部分动物性支气管异物，出现肺不张、纵隔摆动、阻塞性肺气肿及肺部感染；两肺肺气肿，吸气、呼气两肺改变不明显。

（四）鉴别诊断

气管内不透 X 线异物需与食管异物鉴别。在侧位胸片上，气管异物位于气道的透明影内，食管异物在气管后方。气管内异物若为片状或扁形时，其最大径与身体矢状面一致，最小径与冠状面一致，而食管异物则与其相反。食管吞钡检查有助于两者鉴别。

（五）比较影像学与临床诊断

患者有吸入异物病史及相应症状，临床诊断可确立，X 线检查的目的在于确诊及定位，不能直接显示的异物根据气道阴影及间接征象判断。CT 的诊断较 X 线敏感，可先行检查，必要时行食道造影和纤维支气管镜明确诊断。

第二节　肺部炎症

一、大叶性肺炎

（一）常见临床症状与体征

多发于青壮年，起病急，以突然高热、寒战、胸痛、咳嗽、咳铁锈色痰为临床特征。

（二）X 线表现（如图 3 - 5 所示）

1. 实变期：患侧肺上野分布的大片状致密影，水平裂侧有平直，分界锐利，含空气支气管征。

2. 消散期：患侧肺上野散在大小不一和分布不规则的斑片状、条索状阴影。

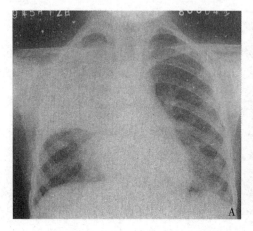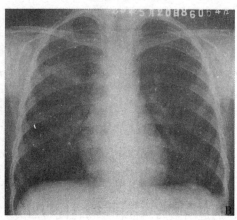

图 3 – 5　大叶性肺炎

A. 实变期；B. 吸收消散期

（三）诊断要点

1. 大叶性肺炎多为肺炎链球菌等细菌引起。分四期：充血期、红色肝样变期、灰色肝样变期、消散期。咳铁锈色痰为临床特征。

2. 充血期表现肺纹理增粗，边缘模糊，局部透过性减低；实变期表现沿肺叶、肺段分布的大片状致密影，叶间裂侧有平直的分界，含空气支气管征；吸收消散期表现散在大小不一和分布不规则的斑片状、条索状阴影。

3. 白细胞总数及中性粒细胞增高。

（四）鉴别诊断

1. 大叶性肺炎实变期需与肺结核干酪样肺炎、肺不张鉴别。

2. 消散期与浸润型肺结核鉴别，应重视临床症状和病史。

（五）比较影像学与临床诊断

大叶性肺炎常有典型临床表现，结合影像学检查即可诊断。CT 检查有利于早期检出和鉴别诊断，显示早期炎性改变，发现空洞。查痰检、血常规、血沉。

二、腋段炎症

(一) 常见症状与体征

发热、咳嗽、咳痰。

(二) X 线表现（如图 3 - 6 所示）

1. 患侧肺上叶中外带可见片状或三角形致密影，其内有空气支气管征。

2. 侧位片肺门上方三角形致密影，邻近叶间裂边缘锐利、上缘模糊。

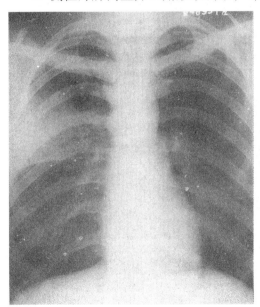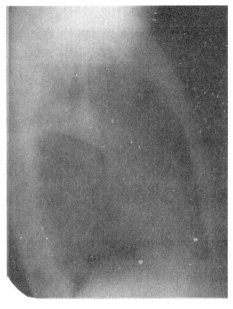

图 3 - 6　腋段炎症

(三) 诊断要点

1. 腋段是由肺前段的外侧支及后段的水平支共同组成，容易感染发生实变，具有特征，平片诊断准确。

2. 患肺上野中外带可见三角形致密影，空气支气管征，侧位片肺门上方可见三角形致密影，下缘锐利。

三、支气管肺炎

（一）常见症状与体征

发热为主要症状，可有咳嗽、呼吸困难、发绀及胸痛。极度衰弱的老年人，因机体反应力低，体温可不升高，白细胞总数也可不增多。

（二）X 线表现（如图 3-7 所示）

1. 两下肺纹理增粗、边缘模糊，伴小片状模糊阴影。

2. 患侧下肺内带小叶性肺气肿、肺不张。

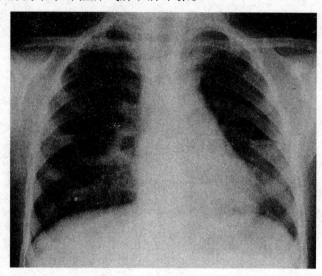

图 3-7　支气管肺炎

（三）诊断要点

1. 多见于婴幼儿、老年人及极度衰弱的患者或为术后并发症。

2. 肺纹理增强、增粗、模糊。

3. 沿肺纹理分布斑片状阴影。

4. 小叶性肺气肿，小叶性肺不张。

5. 空洞，肺气囊。

（四）鉴别诊断

细菌、病毒及真菌等均可引起支气管肺炎，病原菌检查多为金黄色葡萄球菌、链球菌。影像学鉴别支气管肺炎的病原性质比较困难。

（五）比较影像学与临床诊断

1. 好发于老年人或婴幼儿，查血常规，痰培养找病原菌。小叶性肺炎有明显的临床症状，结合影像学表现常可诊断。

2. CT 显示小空洞及细微改变，对迁延或反复发作者，CT 检查可发现有无并发支气管扩张。

四、病毒性肺炎

（一）常见症状与体征

多见于小儿，高热、咳嗽、气急，常有病毒感染病史。

（二）X 线表现（如图 3-8 所示）

1. 两肺野中内带多见小结节状、斑片状阴影，边缘模糊，可融合成大片状，心脏增大。

2. 肺纹理增强，肺气肿。

3. 肺门大、模糊。

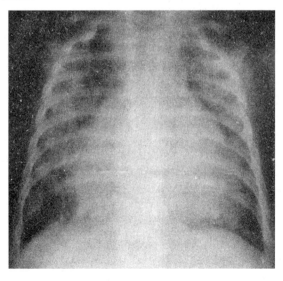

图 3-8　病毒性肺炎

（三）诊断要点

腺病毒、合胞病毒、流感病毒、麻疹病毒及巨细胞病毒均为病毒性肺炎较常见的致病病毒；在病毒性肺炎中除流感病毒性肺炎之外，其余均常见于小儿。

（四）鉴别诊断

需与细菌性肺炎鉴别，腺病毒性肺炎表现为大叶阴影与小结节阴影并存，肺纹理增强与肺气肿明显；合胞病毒性肺炎可表现两中下肺野多发小结节；粟粒型肺结核表现三均，肺纹理不能显示。

（五）比较影像学与临床诊断

血常规、痰检；病灶多在 1~2 周吸收。CT 有助于细小病变的检出。

五、克雷伯杆菌肺炎

（一）常见症状与体征

发病急，发热、咳嗽、咳痰，为黄绿色脓性痰，量多，黏稠带血或血痰。

（二）X 线表现（如图 3-9 所示）

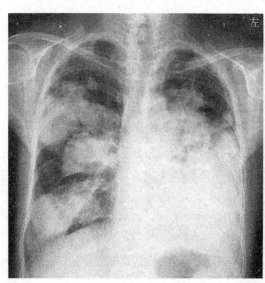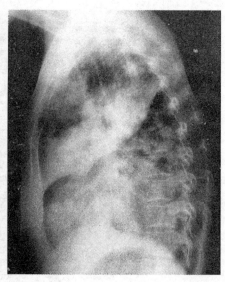

图 3-9　克雷伯杆菌肺炎

1. 两肺大片状阴影，密度均匀。

2. 叶间胸膜下坠。

3. 胸腔积液。

（三）诊断要点

1. 多见于老年、营养不良及全身衰弱的患者。

2. 大叶阴影，密度均匀或有透亮区，病变肺叶体积增大或斑片融合阴影。

3. 叶间胸膜下坠。

4. 胸腔积液。

5. 细菌学培养克雷伯杆菌阳性。

（四）鉴别诊断

应与大叶性肺炎鉴别。

（五）比较影像学与临床诊断

克雷伯杆菌肺炎的影像表现与其他细菌性肺炎相同，仅根据影像鉴别诊断困难，有赖于细菌学检查鉴别。

六、肺脓肿

（一）常见症状与体征

急性肺脓肿急性起病，发热、咳嗽、胸痛、咳脓臭痰，有时咯血，白细胞总数明显增加。慢性肺脓肿可由急性肺脓肿迁延不愈发展而来，以咳嗽、咯血和胸痛为主要表现，白细胞总数可无明显变化。

（二）X 线表现（如图 3 - 10 所示）

1. 急性肺脓肿：患侧肺中野单发，厚壁空洞，壁不规则且模糊，洞内液平面，空洞外可见斑片状浸润影。

2. 慢性肺脓肿：患侧肺多发大小不等空洞，边界清楚、壁厚，脓肿附近局限性胸膜肥厚粘连。

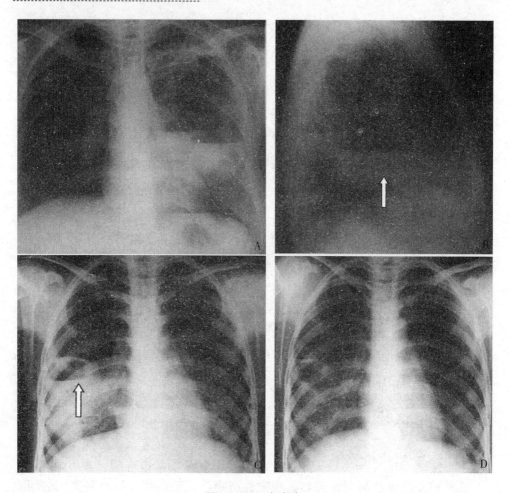

图 3 – 10　肺脓肿

A、B. 慢性肺脓肿；C、D. 急性肺脓肿

（三）诊断要点

分为吸入性、直接侵犯和血源性。

1. 肺脓肿是化脓性细菌所引起的肺实质的炎性病变、坏死和液化，好发于上叶后段及下叶背段。分为急性肺脓肿和慢性肺脓肿。

2. 急性肺脓肿表现为炎症期大片状致密影，空洞期中心低密度区，厚壁空洞，伴有液—气平面或液—液平面，内壁光滑。

3. 慢性肺脓肿见多个空洞相连，液平面较低，壁光滑。

4. 脓胸或脓气胸。

（四）鉴别诊断

1. 结核空洞内多无气液平面，周围常有卫星病灶，同侧或对侧伴有结核播散灶。

2. 癌性空洞壁不均匀，呈偏心半月状，内壁可见结节。

3. 肺脓肿抗生素治疗动态变化快，图 3 – 10 C、D 为同一患者治疗前后表现。

（五）比较影像学与临床诊断

肺脓肿仅根据影像表现鉴别较困难，查痰找结核菌或癌细胞对疾病诊断有帮助。CT 环形强化有助于诊断。穿刺活检、痰检找到结核菌或癌细胞。

第四章　乳房疾病 MRI 诊断

申请做乳房磁共振检查的主要目的有两个：发现及确定乳房病变的性质和判断乳房硅胶植入体的完整性。行乳房磁共振的增强扫描（CE-MRI）是发现侵袭性乳腺癌最为敏感的手段。然而涉及敏感性，尤其是特异性的一些问题，仍使这种有效手段的普及和推广应用受到限制。

本章在简短地复习了乳房解剖及生理学之后，拟探讨与上述问题有关的一些 CE-MRI 因素，并对 MRI 评价乳房植入体可能遇到的困难予以总结。MRI 虽是评估硅胶植入体完整性最为准确的方法，但有时一些含糊不清的发现，例如植入体囊的额外返折却可能导致误判。

乳房由多少不一的乳腺体、脂肪及纤维基质组成。乳腺腺体分布于 15～25 个小叶之中，且都经由集合导管开口于乳头处。自乳头到腺泡组织，集合管不断地分支为若干节段性、亚节段性和终末导管。而此导管系统为纤维脂肪组织所包绕，纤维脂肪组织在非妊娠或哺乳期妇女中构成乳房的主要成分。

在不同个体之间，乳房结构存在广泛的变异性；即使在同一妇女中，因其年龄、激素水平的不同，乳房结构也存在明显变化。乳腺实质随着月经周期而不断变化，这些变化包括卵泡期的导管增生和因黄体期腺泡胀大、充血、水肿所致乳腺小叶增大。在妊娠期乳腺实质也有明显改变，包括导管与腺泡增生；与此同时，小叶间基质以及皮下和乳腺下层的脂肪小叶均发生退化。至绝经后逐渐发生导管和乳腺小叶的退行性变，伴有不同程度的乳腺基质增生。最终乳腺实质将不同程度地被脂肪组织所置换，其中含有萎缩的导管、纤细的纤维间隔，或为融合的致密结缔组织所置换。

第一节　磁共振对比剂增强图像

磁共振对比剂增强扫描亦即 CE-MRI 对一些乳房疾病颇具诊断价值。这包括对物理检查可扪及的或由 X 线钼靶摄片所发现的良、恶性肿块的鉴别；对已确定为乳腺癌的分期；对乳腺肿瘤复发和肿块切除部位的评估；对已有淋巴结转移患者隐匿性乳腺癌的搜索以及对 X 线发现为致密型乳腺者和对高危人群的普查等。使用 CE - MRI 来甄别正常变异现象尚存在较大争议。虽然大多认为它对乳腺恶性病变的敏感性大于 90%，但其特异性在不同作者之间则存在很大差异，即从 28% ~97% 不等。其总体准确性取决于几个因素，即所使用的扫描方法、属何种受检人群、采用的诊断标准以及生物学差异等。

第二节　技术情况

各种不同技术条件，包括扫描机的场强、所用对比剂的剂量、是快速团注法抑或缓慢灌注法、注入对比剂后所用扫描与信号采集时间、使用乳腺线圈种类、图像参数、扫描层厚、是否使用脂肪抑制或图像减影技术以及是否使用图像处理技术等。

大多数研究者采用 1.0 或 1.5T MRI 机实施乳腺检查，而使用低场 MRI 机则不甚适宜。早年认为使用中场 MRI 机（0.5T）也有可能获得与高场机型相似的效果。事实上几乎所有作者都曾使用过经济型或自行改造的乳腺线圈进行此项检查。

多数作者均采用钆－二乙烯五胺乙酸（Gadopentetate Dimeglumine，Gd － DTPA）为对比剂，其用量为 0.1 ~0.2 mmol/kg。一些新型钆的螯合剂也已应用于乳腺检查。曾有－些涉及对比剂用量的研究报道，但只有其中之一认为采用三维（3D）快速小角度激发（FLASH）序列时，Gd － DTPA 的最佳用量是 0.16 mmol/kg。应用其他技术及其他对比剂检查时，其最佳用量尚乏定论。

MRI 扫描技术及其相关因素对乳腺某些恶性病变的检出率有影响。倘若不在注入对比剂后即时扫描或将图像采集时间过度延长（超过 3 ~5 分钟），则乳腺实质的强化就可能掩盖重要的病变（如图 4 - 1 所示）。另一方面，由于有肿瘤强化迟缓，如能延长图像采集时间达 10 分钟，则反而能够发现那本来易于被漏检的病变。在作出诊断结论之前，应将技术性失误因素考虑在内，例如对比剂注入是否顺利，切面选择和扫描序列是否得当，以及 MRI 机有否故障，后者包括不适当的水饱和技术等（如图4-2所示）。

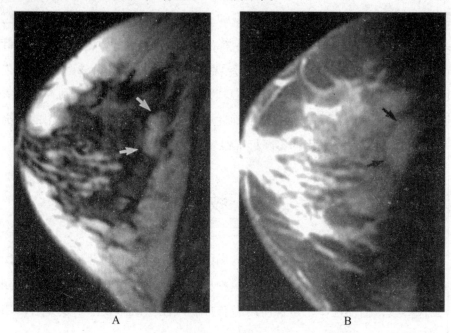

A   B

图4-1　侵袭性导管癌的快速强化与早期廓清

A. 增强后时 MRI 显示一快速强化癌灶（箭头）［矢状面多平面毁损梯度回波
（MPSPGR）T_1WI，TR/TE，120 ms/2.9 ms］；B. 由于瘤组织之强化及瘤床内对比
剂已廓清，此瘤在8 mm后延迟采集的图像中已显示不清（矢状面内旋回波序列
T_1WI 及脂肪饱和像，TR/TE，450 ms/14 ms）

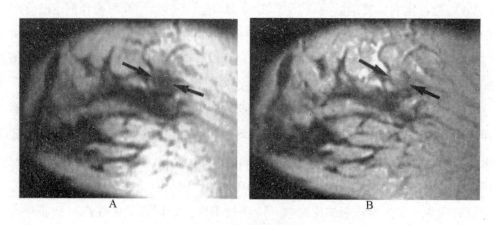

A   B

图4-2　由机器故障所致假阳结果

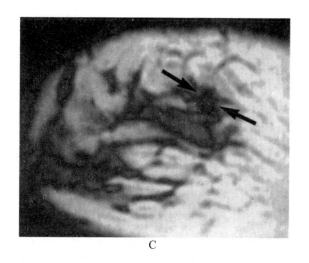

C

图 4 - 2 由机器故障所致假阳结果 （续）

患者有一乳腺包块 （箭头），经钼靶 X 线摄影及超声检查均高度怀疑为恶性肿瘤

A. 矢状由自旋回波序列 T_1WI （TR/TE，416 ms/11 ms），肿瘤呈中等信号强度；

B. 在快速自旋波波序列 T_2WI 上 （TR/TE，6 500 ms/85 ms） 显示为高信号。曾试行脂肪抑制序列的增强后动态与延迟扫描以及水抑制图像，但都失败了；C. 由于水抑制与质子离相位并存，在矢状面增强后的图像上肿瘤反而出现反常的低信号（矢状面增强后自旋回波序列 T_1WI，TR/TE，550 ms/14 ms）

采用脂肪抑制技术可改变病变的显示率，但由于磁场的小均匀性也可能带来麻烦。尽管目前已有多种形式的脂肪抑制技术仍在应用之中，去除脂肪信号可增加病变的显示率，但由于注入对比剂前后患者的移动，在无论有无脂肪抑制或减影技术的情况下都有可能导致误诊。虽然多数厂家提供的乳房表面线圈可使乳房在自由悬垂和不受压迫的情况下进行扫描，但也有人主张将乳房固定，防止其摆动，并可由此而减少扫描层面。然而如对乳房过度施压则将影响病变的强化，从而导致乳腺癌的漏诊。

对很小肿瘤的检出将受制于扫描层厚。选择层厚大于 5 mm 是不恰当的，因为平均容积效应可导致极小的早期恶性病变漏诊。一般都主张使用 1 ~ 2 mm 层厚，并以三维无间隔的扫描技术完成。一个小的强化灶可被离相图像中的化学位移伪影所掩盖，因此多主张采用聚相的注入对比剂前、后 T_1WI 来显示。值得指出的是：T_1WI 的程度在任何一种 MRI 机型上都会影响信号强度的检测。同理，尽管对同一病灶采用了相同的扫描序列和参数，但在不同厂家提供的 MRI 机型上却可能得到小同的信号强度值。因此如拟将病变的强化阈值应用于诊断，则所建立的标准须在同一台 MRI 机和使用同一扫描参数的情况下完成。

第三节 影响特异性的因素

一、预选患者

有许多乳房 MRI 的研究者主张对那些已由临床或影像学手段发现的包块，在拟对其行乳房活检之前实施 MRI 检查。而另一作者只着重于对物理检查或对其他有争议的影像学发现进行探讨，更有一些作者只针对那已被确认为恶性病变的患者进行 MRI 研究。MRI 对这些不同对象诊断的正确性在很大程度上取决于病变的预测概率，而后者又与预选的检查对象有关。

此种"预选"概念是由一些研究者用同一种 MRI 技术和诊断标准对两组不同患者的检查中得到的。第一组患者系在行 MRI 前已由传统乳房检查发现散在性病变并拟实施活检。第二组患者仅有乳房可疑的临床或 X 线异常。两组增强 MRI 均显示同样高的敏感性，但只有在第二组中 CE - MRI 比乳房钼靶 X 线片具有更高的特异性。上述的这种差别源于 MRI 不能从本质上提高具有更多恶性病变人群的特异性（在第一组中乳腺癌占 131 例，而良性病变占 119 例）。在较不易作出诊断的第二组中，因为良性病例远比恶性病例为多（在第二组中乳腺癌仅 34 例，而良性病变为 158 例），MRI 具有排除此组中多数恶性病变的作用，从而提高了其特异性。另一方面，如果将两组中良、恶性比率的预测差别考虑在内，则实际上第一组的阳性预测值（PPV）却是第二组的 2 倍（分别为 60%和 31%）。

二、生物变异性

对月经周期中乳房各种成分的演变曾做过 MR 平扫及注入对比剂后的研究。随着月经周期变化，乳房内发生明显的结节状改变，伴以实质增大以及其 T_1 值的改变，而 T_2 值则无变化。口服避孕药及同类药品的应用对乳腺实质及其水含量均产生不同影响。曾有作者用 CE - MRI 针对不同年龄组妇女的研究显示：乳腺实质强化程度在月经周期的第 7 及第 20 天时明显低于其他日期；而在 30~50 岁之间的妇女中，乳腺实质的强化要比其他年龄组更明显。另一作者针对一组 21~41 岁妇女按月经周期的每周来进行 CE - MRI 研究，结果发现尤其是在第 1 周，乳腺内既有弥漫性又有结节状的强化，其中 4.73% 的强化结构于追踪检查时又消失了。有趣的是在那些消退的局灶性强化结节中，有 43% 都达到了可被误诊为乳腺癌的标准（如图 4 - 3 所示）。

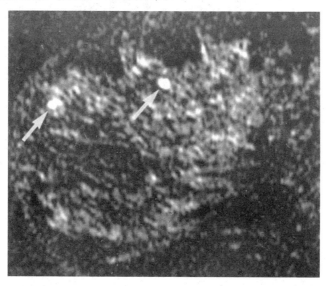

图 4 - 3 一位绝经期前患者出现的弥漫性非特异性的乳腺组织强化

在弥漫性强化的背景下，可见多个快速强化结节（箭头标出其中的两个）[矢状面，增强后即时减影像。三维毁损梯度回波（SPGR）序列，TR/TE，12.8 ms/4.2 ms]

在弥漫性强化的背景下，可见多个快速强化结节（箭头标出其中的两个）。

在绝经后的患者中，正常乳腺实质极少发生强化，从而为在均匀背景下发现强化病变提供有利条件。对乳房钼靶 X 线摄片的研究显示：凡接受雌激素或雌激素与孕激素联合治疗者，17%~25% 都有明显的纤维腺体组织增生现象。虽然对绝经后使用外源激素的乳腺 MRI 尚乏研究，但经没有对照组的研究认为，其特异性与绝经前的患者相似（如图 4 - 4 和图 4 - 5 所示）。

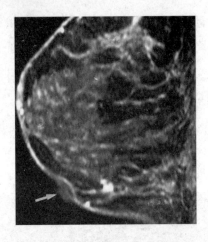

图 4 - 4 乳腺导管增生

绝经后使雌激素治疗的患者，在乳房下份扪及一结节，但乳腺钼靶 X 线摄影未见异常。矢状面 MRI 增强扫描［脂肪抑制快速梯度回波（FGR）序列 T_1WI］显示弥漫分布的强化灶，其中在乳腺下份一个明显强化的结节与用手扪及的结节一致（箭头示皮肤标记处处）。手术证实为良性导管增生

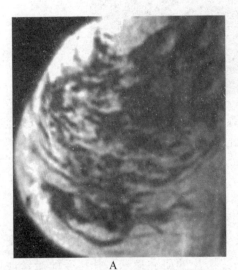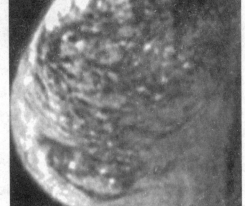

A   B

图 4 - 5 绝经期后用外源性激素治疗后的患者乳腺导管增生

乳腺有弥漫性非特异性强化（图 A）；注入对比剂后即时扫描（图 B）为快速梯度回波（FGRE）序列 T_1WI（TR／TE，13 ms/4 ms）

第四节 乳房良性病变

一、良性增生性乳腺病

良性乳腺病变偶尔可显示明显的对比剂强化，从而成为 MRI 假阳性结果的常见原因。所谓乳腺的"增殖性发育异常"（proliferative dysplasia）可能涵盖许多不同情况，其中包括中等程度的导管内或导管外的增生，但却极少会恶变；也可为乳癌前期的高度增生及高危标志。这些良性病变计有：硬化性乳腺病、顶泌化生症（apocrine metaplasia）、上皮样增生症、小叶瘤生成和非典型性导管增生症等。当它们发生强化时，其 MRI 表现似与病理学性状成正相关（如图4-6所示）。

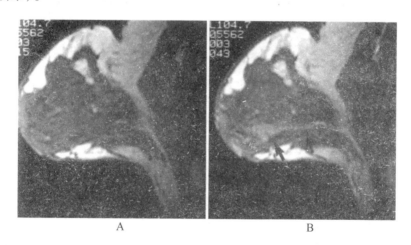

A   B

图4-6 良性纤维囊性乳腺病

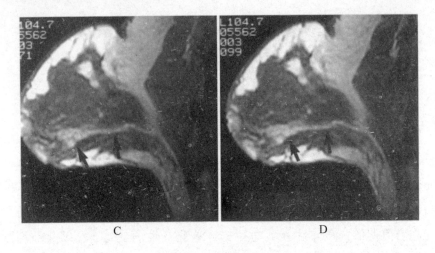

C   D

图4-6 良性纤维囊性乳腺病（续）

MRI 动态增强扫描的系列图像，图 A 为扫描图像，图 B 为注入对比剂后即刻成像图像，图 C、图 D 显示有一向后伸延的呈楔形的导管强化（箭头）。此逐渐强化与钼靶 X 线片上看到的按节段分布的微粒状钙斑相一致（矢状面三维 SPGR 序列，TR/TE，22 ms/5 ms）

二、良性强化性乳房包块

纤维腺瘤它是由纤维基质、增生导管、腺泡组织及多数小叶增生等诸多结构相互融合而形成的肿块。其中心为上皮组织与增生的基质，而外围为反应性增生小叶。肿瘤的基质和上皮成分含量各异，有的是以腺瘤为主，而另一些则显示基质细胞增生（纤维化）或广泛黏液样变。凡在 MRI 上有强化的纤维腺瘤，那些不被强化的瘤内间隔可能与其相互毗邻的增生小叶的界面有关。肿瘤强化模式在其组织学亚型间有差异性。黏液样瘤呈快速显著强化，颇类似于乳腺癌。以腺体为主的纤维腺瘤在速度与幅度上均呈中等度强化；以纤维组织为主的纤维腺瘤则呈极轻度的强化。在绝经期前的妇女中，纤维腺瘤倾向于明显强化，这大概与其生物学活性有关；而在老年绝经期后的妇女中，此类肿瘤多强化不明显。约占80%的纤维腺瘤呈渐进性持续增强，既不迅速廓清，也无环行强化；还有占20%的纤维腺瘤其强化方式与乳腺癌无异（如图4-7所示）。

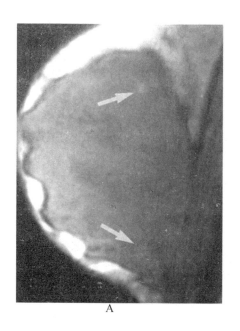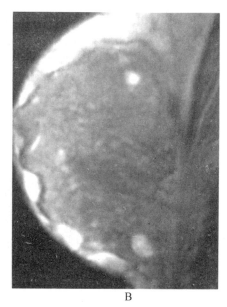

A　　　　　　　　　　　　　B

图 4 - 7　纤维腺瘤

注入对比剂后 1 mm（图 A）及 2 mm（图 B）。矢状面显示两个纤维腺瘤的强化（箭头）[快速多平面毁损梯度回波（fMSPGR）序列 T_1WI，TR/TE，132.5 ms/3.4 ms]。当比较图 A 与图时，位于上方的肿瘤其中心强化先于周缘，是为良性特征。位于下方的肿瘤，虽染色不均匀，但未显示向心性强化，且强化程度较轻

（一）乳头状瘤

它是以上皮为主、纤维血管基质为辅的肿瘤，通常位于乳晕下或大导管内，主诉多为有浆液性或类血清样分泌物自乳头溢出。受侵的乳腺导管扩张，偶尔囊性变。虽然多发性乳头状瘤或累及多个乳腺小叶终末导管的乳头状瘤（Papillomatosis）演变为乳腺癌的可能性较大，但一般乳头状瘤发展为乳腺癌的概率并不高。在良性与恶性乳头状瘤之间，其 MRI 的形态学特征、强化速度与幅度均大体相仿，也可与其他恶性病变甚至一些纤维腺瘤的表现类似（如图 4 - 8 所示）。有关 MRI 应用于评估乳头状瘤病的侵及范围也已见诸文献报道。

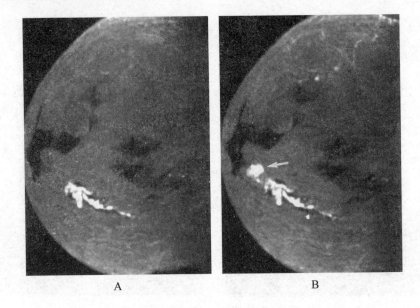

图 4 - 8　良性乳头状瘤

注入对比剂前（图 A）及增强后即时像（图 B）可见一位于乳晕后去不均匀
显著强化的肿块（箭头）。增强前呈匍行状的高信号为位于梗附导管内的浓缩
碎屑。虽然此瘤的增强模式并未能在良、恶性病变之间作出鉴别，但依据其
部位及呈分叶状的外貌有利于作出正确诊断（矢状面反转恢复梯度回波序列，
TR/TE，19.1 ms/5.9 ms，T_1 150 ms）

（二）叶状瘤（phyllodes tumor）

这是一种由梭形细胞基质和上皮成分组成的少见肿瘤，其边界清楚，但形
态呈分叶状。患者常表现为生长迅速的乳腺包块，有时变得很巨大。其中约
16% 的低度恶性瘤每于术后复发，而 7% 的高度恶性瘤出现转移。无论是组织
病理学抑或影像学都对叶状瘤的生物学行为和预后难以作出预测。即使是低度
恶性叶状瘤也可表现为快速强化，并具有不均匀的高信号。虽然为了确定病变
范围以供手术方案的选择，MRI 可以发挥作用，但对那些巨大且快速增长的乳
腺肿块，却不应以 MRI 为其诊断目的，因为此时活检不可或缺。

（三）乳腺错构瘤

其钼靶 X 线摄影的特征是一个具有包膜的和内含脂肪成分的不均匀肿块，
但如不能发现脂肪成分，则无论是钼靶 X 线摄影或 MRI 均难以对其作出诊断。

基于瘤体内腺瘤样组织成分的差异性，错构瘤在 CE – MRI 上的强化程度与均匀性也不尽相同。

（四）纤维化病变

在临床上或钼靶 X 线摄影上纤维化病变均可被误认为恶性病变。然而在 MRI 上，由于被检的纤维化病变的生物活性不同，就可能显示不同的强化方式。纤维化病变多呈渐进性强化，而其强化程度可低于、等于或高于乳腺实质的强化（如图 4 – 9 和图 4 – 10 所示）。当乳腺手术后或创伤时，早期的脂肪坏死因在临床上可扪及一肿块而被误认为癌。在钼靶 X 线像上则可类似于一新生肿物，结构变形，钙沉积或呈 "油囊肿（oil cyst）"。显微镜下可见脂肪细胞的溶解与融合，并被一些组织细胞及巨细胞所包绕，同时可有亦可没有炎性细胞浸润。在脂肪坏死的急性期，CE – MRI 可表现为明显强化（如图 4 – 11 所示）。纤维母细胞逐渐使胶原沉积，纤维化的结果偶尔导致结构性改变（如图 4 – 12 所示）。MRI 应用于乳腺癌治疗后的患者，可对其肿瘤是否复发抑或手术/放疗后的改变作出鉴别。然而在乳腺癌单纯手术切除后 6 个月内或手术后继续放疗 9 ~ 18 个月内行 MRI 检查，则可因瘢痕组织的假阳性强化而导致错误判断（如图 4 – 13 所示）。那些曾经接受放疗的乳腺癌患者，其显著的纤维化可能不在原发癌灶的附近发生，因此它从形态上和增强模式上易与恶性病变发生混淆（如图 4 – 14 所示）。

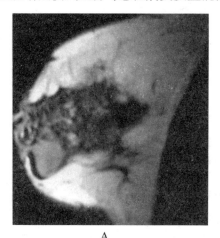 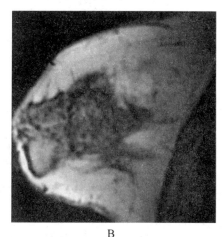

A　　　　　　　　　　　　　　B

图 4 – 9　乳腺基质维化

注入对比剂前（图 A）及注入对比剂后 4 mm（图 B），显示一类似肿瘤样纤维化病变的轻度强化（矢状面 MPSPGR 序列 T_1WI，TR/TE，130 ms/2.9 ms）

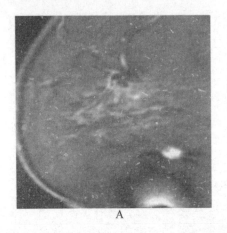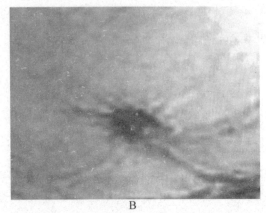

A   B

图 4 – 10　纤维化

患者曾因乳腺癌而实施化疗，后肿瘤化临床及影像学上均已消失。图 A：在非原发肿瘤区出现一明显强化灶［矢状面快速梯度回波增强（FFGRE）扫描 T_1WI、TR/TE，8 ms/3 ms，TI24 ms］；图 B：病变呈毛刺状（矢状面 FSE 序列，TR/TE，6 000 ms/195 ms）。手术证实为纤维化

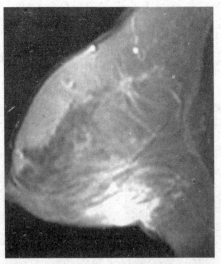

图 4 – 11　活检后的脂肪坏死及瘢痕形成

脂肪抑制自旋回波序列 T_1WI（TR/TE，550 ms/12 ms）。手术 4 个月后活检部位出现强化。再次病灶切除，组织病理学提示为脂肪坏死，有巨细胞反应及瘢痕形成。另外还切除了一个导管原位癌，但未在此 MRI 图像上显示

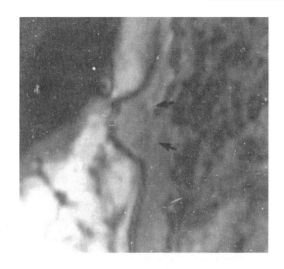

图 4 - 12   乳房包块放疗后局部切除继发纤维化

有一可触及的包块与乳腺钼靶 X 线片上毛状致密灶相符合，由于其位置深而在 X 线片上显示不全。MRI 增强扫描显示乳腺后方的一个极轻度或可视为未强化的包块（箭头）。前瞻性诊断为瘢痕组织（矢状面 SPGR 序列，TR/TF，119.6 ms/2.9 ms）

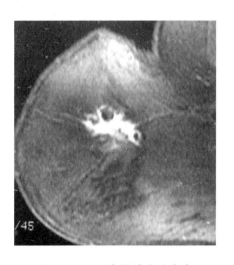

图 4 - 13   手术及放疗后瘢痕

距最后一次放疗后 6 个月的 MRI 检查，目的是为了澄清在乳腺钼靶 X 线片上发现的一个不在原手术区可疑病变。结果 MRI 显示手术区的不规则明显强化（矢状面脂肪抑制三维 FSPGR 序列 T_1WI，TR/TE，17.4 ms/3.5 ms）

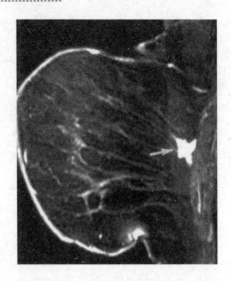

图 4 – 14　放疗后的良性纤维化

侵袭性小叶癌经放疗 20 个月后，MRI 显示一外形及边缘都极不规则的强化病变（箭头）。曾被误诊为恶性病变（矢状面快速梯度川波序列）。此纤维化病灶与原肿瘤切除区相距 10 cm

第五节　乳房 MRI 增强扫描方式

一、动态扫描法

乳房的 MRI 所以能发现并对病变作出鉴别，即在于它能揭示比乳腺实质更富于血管结构的肿瘤组织。自静脉给药的钆螯合剂属于非特异性的细胞外对比剂，它可迅速自血管内向组织间隙扩散，并影响 T1 弛豫时间，从而使病变的信号增强。此类对比剂可在比正常组织更富于血管和渗透性的组织内，尤其是在最具侵袭性的恶性病变中快速聚集和浓缩。采用动态扫描技术时，最初成像是在快速团注对比剂后数秒至 1 分钟内实现的，后续图像则在随后的数分钟内完成。用此种力法能获得特定病变及其周围组织的信号强度随着时间的推移而动态变化的信息。

为了提高病变诊断的特异性，动态扫描技术由欧洲的一作者所倡导和应用。

1989 年凯泽 曾报道其 1 000 例的检测结果，敏感性达 98.3%，特异性 97.0%，阳性预测值（PPV）82.1%，正确率为 97.2%。这结果比由乳腺钼靶 X 线摄影所确认病变的 PPV 有了显著提高，后者在英国尚不及 30%。由于 MRI 改善了由 X 线摄影所发现病变的活检假阳性率，从而激励了不少此项技术的研究者。所采用技术本身也有很大差别，例如所用信号采集时间可自 2 s、3 s 至 90 s 不等。虽然诊断标准有差别，对乳腺癌检出的敏感性大致为 95%~100%，而特异性则自 53%~89.5% 不等。

鉴于诊断的依据取决于动态采集时间－信号强度曲线，因此所测量病灶的部位以及所获取感兴趣区（ROI）的范围就显得十分重要。在恶性肿瘤内部其强化幅度有所不同，因此须将 ROI 设定在其强化最显著的部位，而非覆盖整个瘤体，因为后者摄取对比剂常常不均匀。

为了避免 ROI 测量的这一不确定因素，有些作者把病变的强化与血管强化时间联系起来，如有人设定病灶强化与乳腺血管的强化同步，结果其敏感性达 95%，特异性为 53%。还有作者将病灶强化的方式及时间与主动脉强化结合起来。虽然在其研究中出现 3 例假阴性结果，但在 10 例快速强化的纤维腺瘤中，有 4 例呈现出一种"良性"强化模式，即由病灶中心向外周强化，从而提高了诊断特异性。

二、稳态扫描法

行全乳房 CE－MRI，依靠三维成像可望获得高分辨力。因为它能降低层厚，最大限度地降低容积效应，所以从理论上讲它能提高小病灶的检出率。此法的缺点是延长了扫描时间，然而事实上，延长扫描时间却有利于发现那不典型乳腺癌，后者常可不呈快速强化的模式。

有一种被广为宣传的乳腺扫描术称为激励去共振旋转传递术（Rotating Delivery of Excitaion off Resonance，采集时间大于 5 分钟），据初步报道，其对乳腺癌的特异性仅为 37%。如此之低的特异性应部分地归咎于其设计理念，因为它将一切强化灶均视为"阳性病变"（乳腺癌），而不考虑还有其他的可能性。肿块的形态学特征也是诊断的依据之一。在 MRI 上，对肿块边缘特征的认识是借鉴了钼靶 X 线摄影或超声学所提供的经验。奥勒尔等人则对动态扫描术持否定

态度，他们认为在乳腺良、恶性病变的征象之间存在过多重叠，它须用 256 ×
512 矩阵的三维高分辨图像，并须 3~5 分钟的延时扫描时间用以阐释某些乳腺
结构，如纤维腺瘤内不强化的间隔和一些乳腺癌内早期环行强化（如图 4 - 15
所示）。在良性病变中可能会看到更典型的延迟性周边强化现象（如图 4 - 16
所示）。

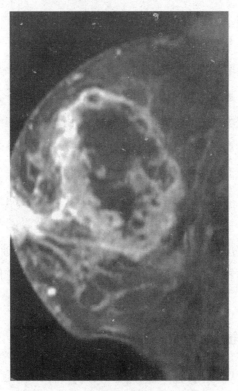

图 4 - 15 侵袭性导管癌的边缘强化

巨大导管癌伴中心坏死肢边缘强化（矢状面三维 SPGR
序列，TR/TE，27.1 ms/5.5 ms）

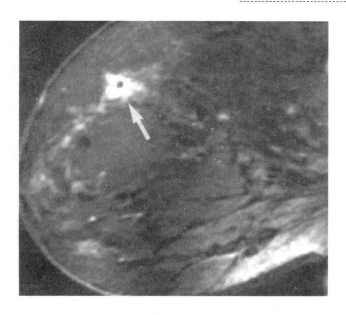

图 4 − 16　乳腺增生病的不典型周缘强化

腋窝处淋巴结发现恶性病变的患者行 MRI 检查。此显著强化病灶无中心强化（箭头），曾被臆测为腋窝淋巴转移的原发瘤（矢状面三维 FGRE 序列，TR/TE，7.7 ms/2.6ms）。后在 MRI 导向下行穿刺活检，并获得上述病理诊断

第六节　影响敏感性的因素——生物学因素

当静脉团注对比剂后，绝大多数侵袭性乳腺癌都会呈快速强化，这一观点现已被广泛接受。倘若团注对比剂后将图像采集时间延长至 8～12 分钟，则恶性病变常见的强化模式既可为早期强化与快速廓清，又可为早、晚双期强化。遗憾的是，一小部分恶性肿瘤并不按典型模式强化，它们或者仅有晚期强化，或仅有轻微强化，甚至完全不强化（如图 4 − 17 所示）。在恶性肿瘤中微血管密度与其强化程度之间存在正相关。然而还有其他因素与肿瘤强化模式有关，其中包括其有丝分裂指数以及肿瘤间质结构等。因此，侵袭性肿瘤个体之间内在的组织病理学差异可影响其增强速率与程度。

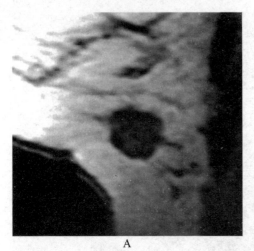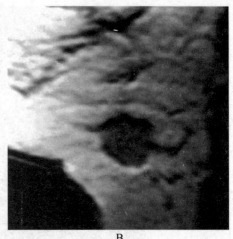

A   B

图 4 - 17　侵袭性导管癌

注入对比剂前（图 A）和注入对比剂后（图 B）MRI。高度恶性癌却只有极轻度强化
（矢状面三维 SFGR 序列，TR/TE，23 ms/5 ms）。从形态学上看，此瘤也被疑为恶性，
因为其边缘欠光整

导管原位癌（DCIS）在 CE - MRI
上的表现可呈树突状或簇状强化，然
而也可见包块状或局灶性强化（如图
4 - 18、图 4 - 19 所示）。DCIS 的强化
有别于侵袭性肿瘤，其强化速度较慢，
呈渐进性而无廓清，从而类似于良性
病变。DCIS 的强化源于围绕着病变导
管基质内的新生肿瘤血管，无血管生
成时则无强化。因此倘若 DCIS 小具
侵袭性，则仅依据 CE - MRI 的强化
与否来判断其存在与否就不甚可靠。
据报道，DCIS 的敏感性较低，仅为
60% ~ 72%。

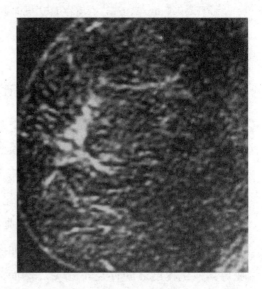

图 4 - 18　导管原位癌

注入对比剂后，矢状面脂肪抑制增强 GRE
序列（TR/TE，8 ms/3 ms，TI24 ms）。该图
像显示为一树突状与集簇状强化病变

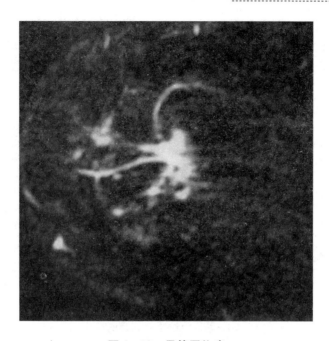

图 4 - 19　导管原位癌

注入对比剂后，矢状面脂肪抑制增强 GRFE 序列
（TR/TE，7ms/2ms，TI24ms）。该图像显示一包块伴
有放射状条索样的强化

　　CE - MRI 也可作为监测化疗结果的手段之一（如图 4 - 20 所示）。有学
者报道：有一组 8 例对化疗有反应的肿瘤患者，经第一轮给药后，MRI 即显
示肿瘤强化曲线的降低；经第四轮给药后，肿瘤染色完全消失。然后其中的
2 例由于肿瘤强化程度降低而低估了其扩展程度；4 例则作出了假阴性的错误
判断。

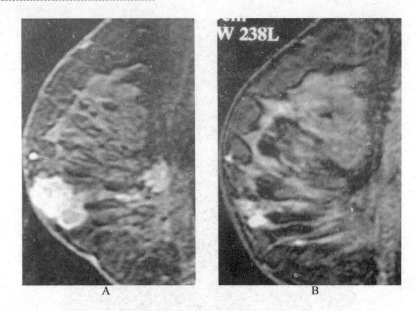

图 4 - 20   乳腺癌对化疗的反应

注入对比剂后，图像显示一位于乳腺前份的侵袭性导管癌和位于后方的导管原位癌。化疗前（图 A）及经化疗后 8 周的复查图像（图 B）。在图 A 中可见乳腺前份一明显强化的侵袭性导管癌沿着导管向后呈条索状伸延（矢状面三维 GRE 序列，TR/TE，19.7 ms/1.5 ms）。乳腺后份肿瘤在此前的钼靶 X 线摄影及超声检查时均未被发现。在（图 B）中前方肿瘤化疗后有明显缩小，而后方肿瘤则完全消失（矢状面三维 GRF 序列、TR/TE，7.3 ms/2.4 ms）。然而随后在手术中发现乳腺后方仍有导管原位癌存在

第五章　消化系统疾病的 CT 诊断

第一节　胃癌

胃癌是最常见的恶性肿瘤之一，好发年龄在 40～60 岁，男性多于女性，好发于胃窦部小弯侧，是由胃黏膜上皮和腺上皮发生的恶性肿瘤。早期胃癌是指癌组织浸润仅限于黏膜及黏膜下层，未侵及肌层，不论有无淋巴结转移；中晚期胃癌（进展期胃癌）指癌组织浸润超过黏膜下层或浸润胃壁全层。

1. 正常胃壁：厚度 <5 mm，注射对比剂后有明显强化，可表现为单层、部分两层或三层结构。

2. 蕈伞型：表现为突向腔内的分叶状或菜花状软组织肿块，表面不光整，常有溃疡形成。

3. 浸润型：表现为胃壁不规则增厚，增厚的胃壁内缘多凹凸不平，范围可以是局限或广泛的。胃周围脂肪线消失提示癌肿已突破胃壁，并对肝、腹膜后等部位转移很有帮助（如图 5-1、图 5-2 所示）。

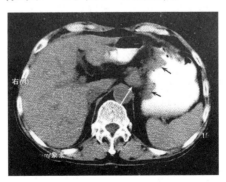

图 5-1　浸润型胃癌

CT 平扫见小弯侧胃壁不规则增厚，内缘凹凸不平（↑），胃周淋巴结肿大（长↑）和肝内转移

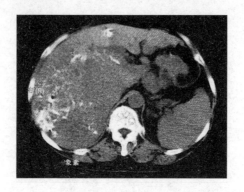

图 5 – 2　胃癌肝转移

胃内蕈伞状软组织肿块，肝脏多发转
移灶，TACE 术后见碘油不规则积聚

4. 溃疡型：形成大而浅的腔内溃疡，边缘不规则，底部多不光整，其周边的胃壁增厚较明显，并向胃腔内突出。利用三维重组可很好地显示肿块中央的溃疡以及溃疡与环堤的关系。

5. 胃腔狭窄：表现为胃壁增厚的基础上的胃腔狭窄，胃壁僵直。

6. 增强扫描：增厚的胃壁或腔内肿块有不同程度的强化。

7. 胃癌 CT 可分为四期

（1）Ⅰ期：表现胃腔内肿块，无胃壁增厚，无邻近或远处转移。

（2）Ⅱ期：表现胃壁厚度超过 10 mm，但癌未超出胃壁。

（3）Ⅲ期：表现胃壁增厚，并侵犯邻近器官，但无远处转移。

（4）Ⅳ期：有远处转移。

8. 鉴别诊断

（1）胃淋巴瘤：单发或多发结节或肿块，边缘光滑或轻度分叶，病变大，病变范围广泛可越过贲门或幽门侵犯食管下端或十二指肠，胃壁增厚明显常超过 10 mm，但仍保持一定的扩张度和柔软性，胃与邻近的器官之间脂肪间隙存在，常伴有腹腔内淋巴结肿大。

（2）胃间质瘤：是发生于胃黏膜下的肿瘤，病变部位黏膜撑开展平，但无连续性中断，胃壁柔软，蠕动正常，肿瘤大多位于胃体呈外生型生长，腔内型少见，呈息肉状，黏膜表面可有溃疡，可见气体、液体或口服对比剂进入。

第二节 直肠癌

直肠癌是乙状结肠直肠交界处至齿状线之间的癌，是消化道常见的恶性肿瘤，男性多见，好发年龄为 40～50 岁。

1. 早期表现：仅一侧直肠壁增厚，随着病变发展可侵犯肠管全周，肿瘤向外周扩展形成肿块，侵犯直肠周围间隙（如图 5-3 所示）。

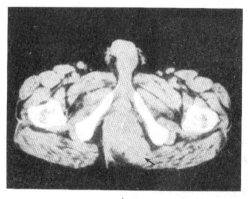
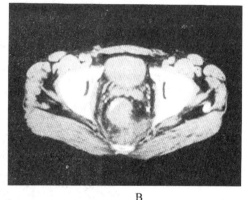

A   B

图 5-3 直肠癌（B 期）

A. CT 平扫直肠壁增厚并向外周扩展形成肿块，侵犯直肠周围间隙，左侧坐骨肛门窝内见一圆形软组织影，侵犯左侧臀大肌（↑）；B. 增强扫描肿块未见明显强化

2. 直肠周围淋巴结肿大：表现为直肠周围脂肪间隙内出现直径 >1 cm 的结节状软组织影。

3. 直肠癌 Dukes 分期

（1）A 期：癌肿浸润深度限于直肠壁内，未超出浆肌层，且无淋巴结转移。

（2）B 期：癌肿超出浆肌层，侵入浆膜外或直肠周围组织，但无淋巴结转移。

（3）C 期：癌肿侵犯肠壁全层，伴有淋巴结转移。

（4）D 期：癌肿伴有远处器官转移，或因局部广泛浸润或淋巴结广泛转移。

第三节　肝硬化

肝硬化是一种以肝组织弥漫性纤维化、假小叶和再生性结节（RN）形成为特征的慢性肝病。发病高峰年龄为 35~48 岁，男女之比为 3.6：1~8：1。本病病因有多种，主要为病毒性肝炎、酒精中毒和血吸虫病。临床上以肝功能损害和门脉高压为主要表现。晚期常有消化道出血、肝性脑病、继发感染和癌变等，是我国常见病死亡的主要原因之一。

一、肝脏体积与形态的改变

1. 肝脏体积通常缩小。

2. 肝脏各叶大小比例失调，常见肝右叶缩小，尾状叶和肝左叶外侧段增大，局部增生的肝组织突出于肝轮廓之外。

3. 肝表面凹凸不平，外缘可呈波浪状或分叶状（如图 5-4 所示）。

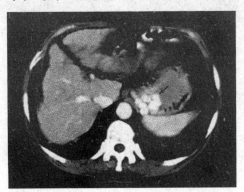

图 5-4　肝硬化伴门静脉高压

增强扫描见肝脏外缘呈波浪状，肝右叶缩小，肝裂增宽，胃底静脉曲张呈结节状强化（↑）

4. 肝裂增宽，肝门扩大。

二、肝脏密度的改变

1. 早期肝硬化肝脏密度均匀，中晚期肝脏密度不均匀，为高低密度相间的稍高密度结节样增生和不同程度的低密度脂肪浸润改变（如图 5-5A 所示）。

增强扫描时再生结节呈低密度或随时间推移呈等密度，后者更具有诊断意义（如图 5 – 5B、图 5 – 5C 所示）。

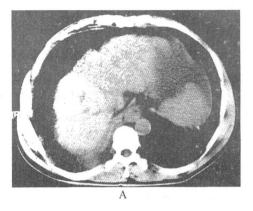
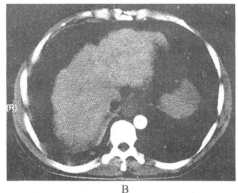

A

B

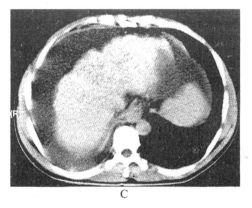

C

图 5 – 5　肝硬化伴脂肪浸润

A. CT 平扫见肝左叶肿大，肝实质内不均匀稍低密度区；B、C. 增强动脉期和门脉期肝脏强化，左叶为均匀强化，低密度略低于肝右叶，大量腹腔积液

2. 血吸虫性肝硬化：96% 病例伴有肝内钙化，可呈线条状、蟹足状、地图状及包膜下钙化。另可见门静脉系统与血管平行走向的线状或双轨状钙化。肝内汇管区低密度灶及中心血管影。

3. 胆源性肝硬化：可见胆管结石、肝内外胆管感染征象。

三、继发改变

1. 门脉高压症：门脉主干扩张，直径 > 13 mm，平均直径多在（18.3 ±

5.1）mm。增强扫描在脾门、食管下端和胃底贲门区可见团块状、结节状曲张的强化静脉血管。

2. 脾脏肿大：脾外缘超过 5 个肋单元，以一个肋骨横断面或一个肋间隙为 1 个肋单元，正常脾脏的外缘一般不超过 5 个肋单元。

3. 腹腔积液：T 可明确显示。

4. 肝病性胆囊改变：多种肝脏实质性病变常继发胆囊改变，CT 表现为胆囊壁水肿增厚 >3 mm，1/4 病例胆囊轮廓不清，胆囊床水肿，积液围绕在胆囊周围，增强扫描胆囊壁不同程度强化，以门静脉期强化明显。

5. 肝硬化的 CT 表现可以与临床症状和肝功能紊乱不一致，CT 表现肝脏大小、形态和密度接近正常并不能排除肝硬化的存在。肝炎后肝硬化常并发肝癌，增强扫描十分必要。

第四节　原发性肝细胞癌

一、概述

肝肿瘤以恶性多见，约占 90% 以上，其中肝细胞癌占原发性恶性肿瘤的 75% ~85%。原发性肝肿瘤可发生于肝细胞、胆管上皮细胞以及血管、其他间质、中胚层组织等。

原发性肝癌的细胞学类型有肝细胞癌、胆管细胞癌与混合型。近些年报道的纤维板层样肝细胞癌为肝细胞癌的一种特殊类型。

肝细胞癌的病因主要有两方面：①乙型肝炎病毒（HBV），国内病例中，90% 以上感染过 HBV，即 HBsAg 阳性。②黄曲霉素（AFT），长期低剂量或短期大剂量摄入可诱发。此外，与饮水污染、丙型肝炎、戊型肝炎、饮酒和吸烟等也有一定关系。

（一）肝细胞癌的分级

可分为 4 级：Ⅰ级高度分化；Ⅱ~Ⅲ级中度分化；Ⅳ级为低度分化。中度分化最多，其 AFP 多为阳性，而高度与低度分化者 AFP 阴性者为多。

（二）病理

肝细胞癌（HCC）的大体病理分型较为繁杂。

1. 伊戈尔于 1901 年提出的经典分类：①结节型，直径 < 5 cm 的属结节，单个或多个分布。②巨块型，直径 ≥5cm，常为单个巨块，也有密集结节融合而成的巨块，以及 2 个以上巨块的。③弥漫型，少见，该型结节很小，直径为 5 ～ 10 mm，弥漫分布且较均匀，全部并发肝硬化；易与肝硬化结节混淆。上述分类属中、晚期肝癌的类型。

2. 20 世纪 70 年代以后国内将 HCC 分为 4 型：①块状型，单块状、融合块状或多块状。②结节型，单结节、融合结节、多结节。③弥漫型。④小癌型，小癌型（即小肝癌）的提出标志着肝癌诊断水平的提高。

3. 20 世纪 80 年代以来日本学者的分类为：①膨胀型，肿瘤分界清楚，有纤维包膜（假包膜），常伴肝硬化；其亚型有单结节型和多结节型。②浸润型，肿瘤边界不清，多不伴肝硬化。③混合型（浸润、膨胀），分单结节和多结节两个亚型。④弥漫型。⑤特殊型，如带蒂外生型、肝内门静脉癌栓形成而见不到实质癌块、硬化型肝细胞癌等。日本和中国以膨胀型为多，北美以浸润型为多，而南非地区多不伴肝硬化。国内 80% ～ 90% 伴肝硬化，而出现相应影像学表现。

4. 小肝癌的病理诊断标准：目前国际上尚无统一标准。中国肝癌病理协作组的标准是，单个癌结节最大直径 ≤3 cm；多个癌结节，数目不超过 2 个，其最大直径总和应 ≤3 cm。

（三）转移途径

1. 血行转移：最常见。HCC 易侵犯血窦，在门静脉和肝静脉内形成癌栓，并向肝内、外转移。肺为肝外转移的主要部位，其他有肾上腺、骨、肾、脾和脑等。

2. 淋巴转移：以肝门淋巴结最常见；其次为胰头周围、腹膜后（主动脉旁）和脾门等区域。

3. 种植性转移：最少见。此外，除晚期少数患者产生癌性腹膜炎外，极少发生腹膜转移。

（四）HCC 的单中心与多中心起源

多结节型 HCC 或巨块结节型 HCC，究竟是 HCC 肝内播散的结果（即单中心起源）还是多中心起源，尚有争论。埃苏米 通过 HBV – DNA 整合这一分子生物学方法证实两种可能性同时存在。

二、临床表现

国内将其临床分为 3 期：Ⅰ 期（亚临床期，无临床症状和体征）、Ⅱ 期（中期）、Ⅲ 期（晚期）。一旦出现症状，肿瘤多较大，已属中晚期。

1. 症状：以肝区痛、腹胀、上腹部肿块、食欲缺乏、消瘦、乏力等最为常见，其次可有发热、腹泻、黄疸、腹腔积液和出血等表现，低血糖与红细胞增多症为少见表现。

2. 并发症：①肝癌结节破裂出血。②消化道出血，由肝硬化门脉高压和凝血功能障碍所致。③肝性脑病。

3. 实验室检查：①AFP（甲胎球蛋白）定量：放免法测定 $> 500\mu g/L$，持续 1 个月。②AFP $200 \sim 500\mu g/L$，持续 2 个月，并排除其他 AFP 升高的因素，如活动性肝病、妊娠和胚胎性肿瘤等。小肝癌病例 AFP 常轻度或中度升高，如持续时间长（低浓度持续阳性）亦应警惕；但有 $10\% \sim 30\%$ 的肝癌 AFP 阴性。其他如 $\gamma - GT$ 和各种血清酶测定亦有一定意义。

三、CT 表现

（一）平扫表现

平扫很少能显示出 < 1 cm 的病灶。肿瘤一般呈低密度改变；少数与周围肝组织呈等密度（分化好的），如无边缘轮廓的局限突出，则很难发现病变；极少数呈高密度（如图 5 – 6A 所示）。当并发脂肪肝时，与肝实质呈等密度及高密度者为肝细胞癌的特征性所见。肿瘤内产生钙化的约占 5% 以下，还偶见出血及脂肪成分。并发肝硬化者可出现相应表现。

1. 结节型：①为单结节或多结节，多呈类圆形。②界限清楚，部分可见完整或不完整的更低密度环状带即假包膜。③肿瘤内常形成间壁而密度不均，另因肿瘤缺血、坏死其内可见更低密度区。④有时肿瘤所在的肝段呈低密度，是由于肿瘤浸润并压迫门静脉血流减少，而致瘤周肝实质营养障碍。

2. 巨块型：①单个或多个，占据一叶或一叶的大部分（如图 5 – 6 所示）。②常因向周围浸润而边缘不规则。③肿瘤内多有缺血、坏死而有不规则更低密度区。④周围常有子灶（＜5 cm 为结节），有人称之巨块结节型。

3. 弥漫型：平扫难以显示弥漫的小结节。可见肝脏呈弥漫性增大、肝硬化以及门静脉内瘤栓形成（如图 5 – 7 所示）。

（二）增强扫描

肝癌主要由肝动脉供血，但几乎都存在着不同程度和不同情形的门静脉供血。早期肿瘤血供多来自门静脉，随着肿瘤发展，动脉供血逐渐成为主要血供，而门静脉供血逐渐走向瘤周。CT 增强表现如下：

1. 动脉期：肿瘤显著强化（如图 5 – 6B 所示）。小肝癌常为均一强化；大肝癌由于内部形成间壁、有不同的血管结构、缺血坏死等而呈不均匀强化。但有时小肝癌动脉期不强化（国内有人统计占 13.2%），主要与其坏死有关，透明细胞变可能是另一原因。

2. 门静脉期：肿瘤呈低密度改变（如图 5 – 6C 所示）。此时，病变范围比平扫时略缩小，边界较为清晰。是因为肝癌 90% ~99% 由肝动脉供血，而周围肝实质约 80% 由门静脉供血，两者增强效应时相不同所致。

3. 平衡期：肿瘤仍呈低密度（如图 5 – 6D 所示）。如与血管瘤鉴别可延迟至 7 ~15 分钟扫描（即所谓延迟扫描）仍呈低密度。

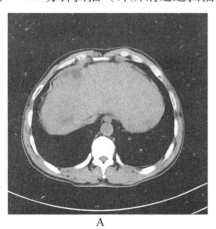
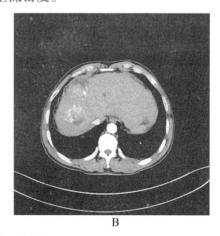

A　　　　　　　　　　　　　　　　　B

图 5 – 6　肝癌（巨块型）

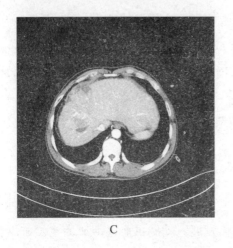
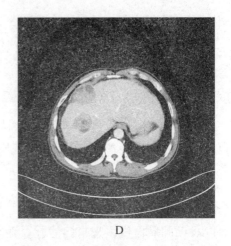

C   D

图 5 - 6 肝癌（巨块型）（续）

A ~ D 为同一患者。A. 平扫可见于左右叶有团块状等、低、高混杂密度灶，界限欠清晰；B. 动脉期病灶部分有强化，病灶界限清晰；C. 门静脉期病灶呈低密度，界限清晰，其内有更低密度的坏死区；D. 平衡期病灶呈低密度

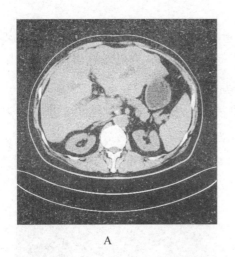
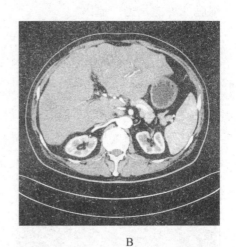

A   B

图 5 - 7 肝癌（弥漫型）

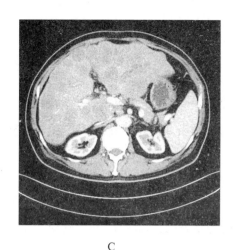
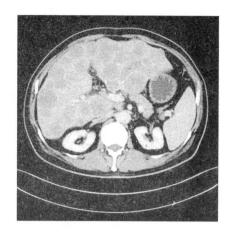

C   D

图 5-7 肝癌（弥漫型）（续）

分别为平扫和三期增强扫描：肝内弥漫性分布有许多低密度小结节

（三）CT 增强的时间—密度曲线

肝癌 CT 增强的时间密度曲线可分为 5 型：①速升速降型。②速升缓降型。③无明显变化型。④速降缓升型。⑤初期速降而后稳定极缓上升型。但速升速降型是其特征性强化表现。

因肝癌主要由肝动脉供血，在动脉期 CT 值迅速上升达到峰值并超过肝实质。因平扫病灶密度多低于肝脏，故在其密度升高的极早期有一次与肝实质密度相近的第一次等密度交叉，但因极短暂，故一般不会显示。病灶峰值停留的时间很短，然后迅速下降，随着肝实质的 CT 值上升，两者的密度接近出现第二次等密度交叉。此后病灶密度缓慢下降而正常肝实质密度继续上升，病灶又成为低密度。但正常肝实质的增强上升速度较肝癌缓慢，达到的峰值低，峰值停留时间长，下降速度不及肝癌。

总之，凡血供丰富的 HCC，与正常肝实质对照均出现从高密度、等密度到低密度的三步曲，整个过程短暂，时间密度曲线呈速升速降型，这是肝癌的特征性表现。可能由于乏血、门静脉参与血供较著等，因而出现其他四种强化曲线。

（四）肝细胞癌的包膜与边缘强化方式

1. 纤维包膜的形成

是由于肿瘤呈膨胀性生长，对邻近的非癌变肝组织产生压迫，引起纤维结缔组织增生；同时由于肿瘤细胞及其间质细胞产生促进血管生长的细胞因子，使纤维结缔组织内形成数量不等的血管。此外，癌灶压迫周围正常肝组织，进一步有利于包膜的形成。

2. HCC 的边缘强化方式

①动脉期未显示明确包膜，门脉期和平衡期显示明确包膜呈高密度影，提示肿瘤呈膨胀性生长，且包膜血管较少；或确无包膜，但癌周受压肝组织仍由门静脉供血而呈线环状强化。②动脉期包膜呈低密度，门静脉期和平衡期显示明确的包膜（略低或高密度）或包膜不清，提示肿瘤呈膨胀性生长，包膜内血管少。③三期扫描均见明确包膜且呈环状或不完整环状的高密度强化，提示包膜血管丰富。④动脉、门脉期未见包膜显示，平衡期显示包膜呈高密度，包膜内血管少。⑤三期扫描均未显示明确包膜，表现为癌灶与非癌变肝组织分界不清，提示肿瘤呈侵袭性生长，且生长迅速，无纤维结缔组织包膜。

国内有学者认为，HCC 分化低者以不完整环状强化为主；分化高者以完整环状强化为主。

（五）动脉—门静脉分流与肝硬化、血管瘤 APVS 的机制的区别

国内有学者将 APVS 的动脉期表现分为 3 型：①Ⅰ型，门静脉三级（亚段）及以上分支提早显影。②Ⅱ型，肿瘤或病变周围肝实质提早强化。③Ⅲ型，肝脏边缘结节形、楔形提早强化，且邻近无占位性病变。此外，还有文献报道少见的弥漫型，表现为全肝早期强化，门静脉早显。

1. 肝癌

肝癌病灶内出现动静脉分流征象为肝癌的特征之一。其 APVS 的发生机制有以下三种：①跨血管的 APVS，即肿瘤组织对门静脉分支的直接侵犯破坏，使肿瘤处的肝动脉血通过破坏的门静脉壁直接灌入门静脉分支，形成肿瘤性APVS。CT 表现为Ⅰ和Ⅱ型。②跨肝窦的 APVS，肿瘤组织压迫、侵犯周围的肝静脉分支，造成该区域肝静脉回流受阻，致使肝窦压力升高，当此压力超过门静脉压力时，所属门静脉就成为引流静脉，直接接受肝动脉血液，形成跨肝窦

的 APVS。又由于受累区功能性门静脉血流减少，而致肝动脉的血流代偿性增加。还有人认为，在压迫肝静脉的情况下肿瘤周围的肝实质还会"盗取"肿瘤组织的肝动脉血供。该类在 CT 上呈Ⅱ型表现。③跨血管丛的 APVS，肿瘤的压迫和（或）门静脉较大分支的瘤栓都可造成门静脉血流受阻，此时位于肝脏中央部分较大胆管的周围血管丛作为顺肝方向的侧支循环开放、增生，代偿受阻的门静脉血流。这种 APVS 在 CT 亦表现为Ⅱ型。但肝癌所致的Ⅱ型病变在门静脉期和平衡期均不呈低密度，有助于与肿瘤子灶相鉴别。

2. 肝硬化

其 APVS 的 CT 表现以Ⅲ型多见。其形成主要与肝硬化时继发肝内血管网结构的扭曲、肝窦微细结构的变化以及门静脉高压等变化有关。原因可能为：①跨肝窦的 APVS，因肝窦的结构会出现毛细血管化、胶原化，其通透性也有变化，肝内血管网结构的扭曲可使小的肝静脉出现梗阻，从而形成跨肝窦的APVS。②跨血管丛的 APVS，门脉高压所致，与上述肝癌 APVS 的形成机制相似。③跨血管的 APVS，尚未见报道，但国外有学者电镜发现肝硬化的大鼠可出现。

3. 血管瘤

有文献报道，肝海绵状血管瘤有近 23.5% ~ 29.7% 出现 APVS。于动脉期表现为瘤周楔形强化区（Ⅱ型），常伴门静脉支早显。随着时间的延长有的可变为低密度，最后呈等密度。伴脂肪肝时于平扫图上即可见到与异常灌注类似的高密度影。从狭义上说这种瘤周楔形强化区是指瘤旁肝组织内那些与瘤体内血窦相通的、扩大的肝窦腔隙或异常薄壁血管腔被对比剂充盈所致，从广义上可认为这种楔形强化是血管瘤并发 APVS 的一种特征性表现。

总之，APVS 以肝癌最为多见，且 CT 表现为Ⅰ、Ⅱ型；亦可见于单纯肝硬化者，而其 CT 表现以Ⅲ型多见；血管瘤所致 APVS 应予重视。此外，肝转移瘤、肝脏手术、穿刺后亦可发生，偶为正常人。APVS 应注意与肝第三方血供所致的假性病变相鉴别。

（六）肝脏灌注异常

导致肝脏灌注异常的病因：多种多样，包括门静脉阻塞（癌栓、血栓）、肝静脉阻塞（布加综合征、心力衰竭、纵隔纤维化等）、局限性肝脏病变、感染（肝脓肿、胆囊炎、胆管炎）、肝内门体分流术后所致的血流动力学改变、肝脏肿瘤、肝硬化、急性胰腺炎等，以及已述及的第三方血供。

门静脉癌栓所致的肝灌注异常的增强 CT 表现：动脉期的不规则形或三角形高密度区，或（和）门脉期不规则形或三角形低密度区。

门静脉癌栓所致的肝实质灌注异常，其部位与受累门静脉分布一致。但当并发动脉—门静脉短路时则例外。其形成机制为：①门脉癌栓形成后血流受阻，致相应区域肝实质门静脉血供减少，即门静脉血流灌注减少。为维持肝实质血流量的相对恒定，则供应该区域的肝动脉血流量将代偿性增多，即动脉血流量高灌注。我们认为，从前已述及肝动脉—门静脉分流（APVS）之跨血管丛型可知，这种灌注异常还可与 APVS 有关。②门静脉期低灌注（伴或不伴动脉期高灌注）的原因，一是由于门静脉癌栓未导致管腔完全阻塞，仍有血流通过肝实质；二是由于脾静脉与肝内门静脉分支之间存在着较广泛的侧支循环，这些侧支循环开放（即门静脉海绵样变），使门静脉属支的血液绕过癌栓阻塞的部位进入肝脏。

（七）门静脉海绵样变

门静脉海绵样变（CTPV）是指门静脉栓塞或后天性、先天性狭窄后引起门静脉旁、肝内及胆囊窝小静脉或毛细血管呈网状扩张，以及栓塞的门静脉再通。

正常情况下门静脉周围仅见肝固有动脉伴行，极少数可见门静脉周围有2~3个小血管断面显示，可能是胃右动脉或胆囊动脉显影，或存在解剖变异。胆囊壁及周缘无肉眼可见的小血管断面。故国内有学者提出 CT 图像以门静脉周围血管横断面多于3个作为胆总管周围侧支循环开放的标准。

门静脉癌栓所致的位于肝门、肝十二指肠韧带的形似海绵的静脉网，由门静脉之间的侧支循环（门—门短路）和门静脉分流至体循环（门—体分流）的侧支循环所形成。它包括如下内容：①门静脉胆支，包括胆囊静脉和胆管周围静脉丛。②门静脉胃支，包括胃左静脉（即胃冠状静脉）、胃右静脉，以及它们的属支，如食管静脉、胃短静脉、幽门前静脉和幽门十二指肠静脉。③胰十二指肠后上静脉。④脐旁静脉，其扩张提示门体分流的存在。

国内文献报道，门静脉胆支和胃支是构成门脉海绵状变的最主要血管；胆支开放仅见于门脉海绵样变（但有学者认为亦可见于肝硬化）；胰十二指肠后上静脉亦较常显示；门静脉胃支的开放与肝硬化并门静脉高压，以及门脉海绵样变均有关系。

（八）门静脉、肝静脉、下腔静脉癌栓与门静脉动脉化征

肝细胞癌向门静脉、肝静脉、下腔静脉浸润生长时，可形成肿瘤癌栓。

1. 门静脉内癌栓

①平扫癌栓的密度与门脉血液密度无差异，但受累血管因癌栓生长有扩大，造成分支直径大于主干或主干与分支粗细不成比例。②增强后表现为血管内充盈缺损征象，相应血管扩张。③增强后动脉早期癌栓强化及其内显示细小的肿瘤血管，称为"门静脉动脉化征"，其发生率可高达 86%，是与血栓鉴别的主要征象。血栓一般主要位于肝外门脉，累及或不累及肝内主干及分支。④位于末梢的门静脉癌栓诊断困难，CTAP 有利于显示，并可见此范围呈扇形低密度区。

2. 肝静脉和下腔静脉受侵和癌栓

①受侵犯的血管不规则狭窄，或见局部压迹，也有完全被肿瘤包绕的。②腔内充盈缺损，个别病例向上可延伸至右心房内。③局部管腔扩大。④奇静脉，半奇静脉扩张。⑤应注意：增强扫描早期下腔静脉可部分显影或密度不均，需同一部位重复扫描鉴别；下腔静脉受肿块压迫亦可不显影。

（九）肝细胞癌胆管内浸润

据统计，肝细胞癌伴有肝内胆管扩张的发生率为 14.4%，小肿瘤很少发生，是肝癌肿块的直接压迫、侵犯或肝门区转移淋巴结压迫所致。肿瘤向胆管内直接浸润生长，可形成胆管内癌栓，比较少见，其发生率在 13% 左右，多同时并发门静脉及肝静脉内癌栓。

CT 表现：肝内胆管轻、中度扩张，以肝门（包括左、右肝管）附近多见。CT 可显示肝总管或大分支内癌栓，确诊需胆道造影。对于末梢部位者，一般形成胆管内癌栓的肝细胞癌多属乏血型，周围又有扩张的胆管，故应与肝内胆管细胞癌鉴别。直接显示出胆管内癌栓及伴随门静脉癌栓征象对诊断和鉴别极为重要。

（十）肝细胞癌肝内转移的方式

其肝内转移方式有两种：①门静脉性，癌细胞经肿瘤周围之门静脉系，着

重于末梢侧或中枢侧的肝实质内形成转移灶。若并发肝门侧的动脉—门静脉短路，可转移至肝较远部位。②肝动脉性，多由其他脏器的肝细胞癌转移灶，再循环入肝动脉血，引起肝动脉性肝内转移，此种方式只见于晚期患者。

CT表现：肝内均一大小转移灶，易发生在肝，被膜部位，结节型和巨块型均可伴有肝内转移，也称为子结节。平扫及增强扫描病变特点与原发灶基本相同。

（十一）肝细胞癌破裂出血

其CT表现为：平扫示肿瘤内斑片状、片状高密度灶；也可表现腹腔内广泛出血；还可形成肝包膜下血肿，呈沿肝脏表面的月牙形、梭形血肿征象。

（十二）肝细胞癌肝外浸润与转移

1. 肝细胞癌向周围邻近脏器直接浸润极少

①病灶巨大或近横膈者可产生横膈的直接浸润，并进而浸润胸腔。但除晚期患者外，极为少见。②肝左叶与胃前壁相邻，但肝癌直接浸润胃的发生率极低。③肝镰状韧带及胆囊可有直接受侵，也极少见。

2. 肝细胞癌早期远隔转移少见，晚期可发生血行转移、淋巴转移及腹膜种植转移。

四、鉴别诊断

（一）血管瘤

血管瘤表现典型，两者多鉴别不难，但小血管瘤的变化较多。注意快速推注造影剂于动脉早期快速扫描，以及充分的延迟扫描有助于诊断。血管瘤有以下CT特点：①平扫呈类圆形低密度，密度多均匀、边缘清晰。②增强扫描于动脉早期出现边缘结节状、点状、斑点状等显著强化，其密度可与同层腹主动脉相近，有特征性；且密度高于周围肝实质的持续时间即强化峰值持续时间长，超过2分钟。③增强区域进行性向病灶中央扩散。④延迟扫描病灶呈等密度充填。⑤如病灶中央有纤维瘢痕，除瘢痕不强化外，增强扫描仍符合上述特点。⑥少数病灶强化不显著，但延迟期仍呈等密度充填。⑦个别病例始终无强化，延迟扫描亦无充填则诊断和鉴别诊断困难。

（二）肝转移瘤

转移瘤有以下 CT 特点：①转移瘤病灶多发、散在、大小相仿。②少血供者明显的边缘强化和"牛眼征"；而少数富血供者呈弥漫性强化。③较小病灶出现囊样变伴边缘强化。④无门脉癌栓和病灶周围的包膜（或晕圈）显示。⑤邻近脏器发现原发灶、复发灶或转移灶。

单个或数目不多的转移灶与 HCC 鉴别有一定困难：①大小不一，特别是大病灶周围的结节（卫星灶）形式出现以 HCC 可能大。②增强扫描病灶呈速升速降改变的以 HCC 可能大；而转移瘤门静脉期可呈渐进性厚壁强化，但强化程度低于肝组织。③病灶周围有包膜及门脉癌栓形成明显支持 HCC。④两者大的瘤灶均可出现囊样坏死，而小瘤内囊样变一般不见于 HCC。

（三）肝内胆管细胞癌

肝内胆管细胞癌 CT 表现无特异性，下列特点有助于与肝癌鉴别：①呈边缘欠清的低密度灶，病灶常较大，部分病灶有点状钙化。②肿瘤多乏血，增强早期及门静脉期可见肿瘤边缘轻度不连续环状强化。③国内有学者报道近 60% 的病例可出现瘤体延迟强化。④局部肝内胆管扩张较多；极少数有门静脉侵犯或癌栓形成。⑤极少数有肝硬化表现，AFP 为阴性。

总之，如病灶较大，且其内有点状钙化或大片状的无强化的液性密度区出现时，应考虑胆管细胞癌。肿瘤边缘不连续环状强化及低密度肿瘤内含无定形的稍高密度影是其双期增强扫描的典型表现。

（四）肝硬化结节

单个或多个肝硬化结节与肝癌结节很难鉴别。

1. 肝硬化结节缺乏动脉血供

团注动态增强扫描，甚至 CTA 如病灶无强化，则以再生结节、局灶性脂肪变或坏死结节可能大；结节明显强化则可确立肝癌的诊断；如仅轻度强化，或血管造影见轻度染色，则很难做出诊断。总之，肝动脉血供的有无及程度与结节的良、恶性相关。

2. 大结节性肝硬化

肝脏表面高低不平，肝内有许多再生结节，颇像多结节性或弥漫性肝癌。

下列征象有助于鉴别：①在平扫图上，肝硬化再生结节较正常肝组织密度略高。②增强扫描结节强化不明显，或不及正常肝组织，故成为低密度；或两者密度趋向一致，肝脏密度由平扫时的不均匀变为均匀。后一种情况更多见，更具有诊断意义。③门脉内见不到癌栓，而弥漫性肝癌的门脉癌栓发生率近于100%。

五、肝癌术后复发与鉴别诊断

1. 肝癌术后复发的病理机制

①肝内转移和播散。②多中心起源。③术中小的病灶未被发现，而后继续生长。

术后 AFP 浓度未下降到正常，或短期内又复上升；3 个月之内又发现新病灶，或原来可疑病灶又增大，通常把它归为术后残存。如术后 AFP 降到正常，3 个月后又复升高，同时找到新病灶通常归为复发灶。复发的时间从 3 个月至 5 年不等，也有 10 年以上的。

2. 鉴别诊断

复发灶以结节型、单个居多，与原发灶 CT 表现基本相同，但需与术后残腔和纤维瘢痕鉴别：①残腔，多呈水样密度，轮廓光滑，无强化。②纤维瘢痕，靠近手术部，平扫呈低密度，无张力和占位效应，边缘较清楚，无明显强化。

第五节　胆系结石、炎症

一、胆系结石

胆石症为胆道系统的最常见疾病，可发生在胆囊、肝内外胆管。

（一）概述

其形成原因尚不完全明确，主要有以下几方面：①胆道感染。②胆道蛔虫。③代谢障碍。④神经功能紊乱和胆汁滞留。

胆系结石的化学成分主要为胆色素、胆固醇、钙质及其他少量的无机盐类。按化学成分可分为：①胆固醇结石，以胆固醇为主，其含量占80%左右，并含少量钙、蛋白及胆色素。②胆色素结石，此类结石在我国较多，呈砂粒状或桑茸状，可有少量钙盐和有机物质为核心。③混合类结石，是由胆色素、胆固醇和钙盐分层混合而成。

（二）临床表现

与结石的位置、大小、胆道有无梗阻及并发症有关。多表现为右上腹不适及消化不良等症状；急性发作时，可有胆绞痛、呕吐、黄疸等；并发急性炎症时，出现高热等症状。

（三）CT 表现

1. 常见表现

（1）胆囊结石：①胆固醇结石，表现为单发或多发低密度及等密度结石，平扫多难以诊断，常需口服造影检查。②胆色素结石，表现为单发或多发的高密度灶，大小、形态各异。泥沙样结石沉积在胆囊下部呈高密度，与上部胆汁形成液平面。③混合性结石，表现为结石边缘呈环状高密度，中心为低密度或等密度。

（2）肝外胆管结石：①胆管内圆形或环形致密影，近端胆管扩张。②结石位于胆管中心呈致密影，周围被低密度胆汁环绕，形成靶征；结石嵌顿于胆总管下端而紧靠一侧壁，则形成新月征或半月征。③胆总管扩张逐渐变细，且突然中断，未见结石和肿块，应考虑等密度结石可能。

（3）肝内胆管结石：可局限于一叶或左、右叶均有，单发或多发，大小不等、形态各异。以管状、不规则状常见，亦可在胆管内形成铸型，并可见远侧胆管扩张。以高密度结石常见。

但在诊断时应注意：①胆管结石排出后，胆总管因弹性减退或消失，不能恢复原状，可造成胆管梗阻的假象；肝内胆管周围受肝脏的保护，一般可恢复原状。②结石引起的梗阻常为不完全性或间歇性，其扩张可较轻或在临界范围内。

2. 结石成分的预测

胆结石 CT 值与胆固醇含量呈负相关，与钙盐含量呈正相关。国外有学者对胆囊结石的体外研究认为：以 CT 值 140 Hu（范围 135～145 Hu）作为结石化学类型的预测阈值，其准确率达 84%，即 CT 值 <140 Hu 为胆固醇结石，>140 Hu 为混合性结石和胆色素结石。还有学者行鹅去氧胆酸溶石试验，结果结

CT 值 <50 Hu 或 60 Hu 组大部分溶解，而 >50 Hu 或 60 Hu 组无一例溶解。

3. CT 分类

国外有学者根据结石的 CT 表现，一般将结石分为以下几类：①高密度结石，CT 值 >90 Hu 者。②稍高密度结石，CT 值 26～67 Hu。③环状高密度结石。④等密度结石，与盐水或胆汁相似。⑤分层状结石。⑥低密度结石。低密度、等密度、稍高密度结石以胆固醇性结石为主，其他则以非胆固醇性结石为主。

4. 钙胆汁

胆汁中含有很高浓度的碳酸钙称为钙胆汁或石灰样胆汁。钙胆汁与胆结石有密切的关系。CT 或 X 线表现为胆囊呈造影样高密度，在胆囊管区或胆囊内可见结石。有时可见胆汁分层。

二、急性胆囊炎

（一）概述

本病多由结石嵌顿于胆囊颈部、胆囊管或细菌感染所致。病理可分为四类：①急性单纯性胆囊炎：胆囊黏膜充血、水肿、炎性细胞浸润。②急性化脓性胆囊炎：炎症波及胆囊壁全层，胆囊壁水肿、增厚，浆膜面纤维素渗出，胆囊内充满脓液。③急性坏疽性胆囊炎：胆囊壁缺血坏死及出血，胆囊内充满脓液，并可穿孔。④气肿性胆囊炎：由产气杆菌（多为梭状芽孢杆菌、产气荚膜杆菌，其次为大肠杆菌等）感染所致，胆囊内及其周围可见气体产生；30% 发生于糖尿病患者，50% 不存在结石。

（二）临床表现

主要为急性右上腹痛，向肩胛区放射。多伴有高热、寒战、恶心、呕吐、轻度黄疸。既往有胆绞痛发作史。莫菲氏征阳性。

（三）CT 表现

胆囊增大，为最常见的征象。胆囊壁弥漫性增厚为胆囊炎的重要依据，但不具特异性。增强扫描胆囊壁明显强化，且持续时间长。胆囊周围可见一周低密度环即"晕圈"征，为胆囊周围水肿所致。该征是胆囊炎，特别是急性胆囊炎的特征性征象。出血、坏死性胆囊炎时，胆囊内胆汁 CT 值升高。胆囊内或周围脓肿形成时，可见气体征象。有时可见胆囊扩张积液征象。气肿性胆囊炎可见胆囊壁内有气泡或线状气体，胆囊腔、胆道内及胆囊周围也可有低密度气泡影。

此外，黄色肉芽肿性胆囊炎囊壁可高度不规则增厚，偶有钙化，容易穿孔并在肝内形成脓肿和肉芽肿，不易与胆囊癌鉴别。但是，黄色肉芽肿性胆囊炎增厚的囊壁内有大小不一、数目不等的圆形或类圆形低密度灶（主要由胆固醇、脂质及巨噬细胞构成），增强扫描无强化，是其特异性表现。

三、慢性胆囊炎

（一）概述

本病为常见的胆囊疾病，可因细菌感染、化学刺激、肝胰壶腹的炎症和肥厚等引起胆汁淤滞，以及代谢异常等。病理上胆囊黏膜萎缩、破坏；胆囊壁纤维化增厚，并可钙化；胆囊浓缩及收缩功能受损；胆囊可萎缩变小，亦可积水增大。

（二）临床表现

主要为右上腹痛及反复发作性急性胆囊炎。其他有上腹不适、消化不良、饱胀等一般性症状。

（三）CT 表现

胆囊壁增厚为主要表现之一，增厚多较规则。一般认为，胆囊扩张良好时，壁厚度≥3 mm 有诊断意义。胆囊壁钙化为特征性表现，如囊壁完全钙化称为"瓷胆囊"。胆囊可缩小或扩大，常并发胆囊结石。

四、急性化脓性胆管炎

（一）概述

本病因胆管梗阻及感染引起，多胆囊壁增厚、密度增高，周围无水肿见于胆管结石、胆道蛔虫，其次有胆管狭窄、肿瘤以及胰腺病变等。梗阻多位于胆总管下端。病理表现胆总管明显扩张，其内充满脓性胆汁，管壁炎性增厚，肝内可见多发脓肿。左肝管易使胆汁引流不畅、结石不易排出，而容易或加重感染，且感染可致肝实质萎缩。此外，所谓的复发性化脓性胆管炎是感染性胆管炎的反复发作，最终导致胆管狭窄、胆管梗阻和胆管结石。

（二）临床表现

起病急骤，右上腹剧痛、高热、寒战，多数有黄疸，甚至昏迷及死亡。复发性化脓性胆管炎患者可出现反复发作的腹痛、脓毒症和黄疸。

（三）CT 表现

肝内外胆管均明显扩张，其内充满脓汁，CT 值高于胆汁。肝内胆管扩张常呈不对称性或局限分布，以左叶为著，扩张的胆管呈聚集状，是因左肝管易使胆汁引流不畅、结石不易排出所致。同时，扩张的胆管常局限在一、二级分支，而周围胆管因炎性纤维增生丧失扩张能力，表现为"中央箭头征"。胆管壁弥漫性增厚，其增厚可呈弥漫偏心性，增强扫描多于急性发作期呈明显强化。胆管内有时可见积气表现，常伴有胆管内结石。肝内可有多发性小脓肿。由于反复炎性阻塞、破坏，可有肝体积缩小或局限性萎缩，以左肝多见。

复发性化脓性胆管炎的基础疾病是肝内外胆管不规则扩张、胆系结石、胆囊炎、胆汁性肝硬化，典型的影像学表现是肝内胆管多房性囊性扩张并周边渐进性强化为特征（MR 平扫、增强和 MRCP 对本病的诊断具有重要意义）。

五、慢性胆管炎

本病常由急性胆管炎发展而来。

（一）概述

胆总管下端纤维瘢痕组织增生及狭窄，胆总管明显扩张，管壁增厚。

（二）临床表现

中上腹不适、腹胀。急性发作时与急性化脓性胆管炎相同，可有高热、寒战、黄疸三联征。

（三）CT 表现

1. 肝内、外胆管明显扩张，内有多发结石，是其常见和主要的 CT 表现，结石密度从等密度到高密度不等。结石的形态多种多样。肝内大的胆管扩张，而分支不扩张或扩张不明显。

2. 肝外胆管壁呈广泛性、不规则增厚，壁厚可达 2 ~ 3 mm。

六、原发性硬化性胆管炎

本病又称狭窄性胆管炎，其病因不明，是一种罕见的慢性胆管阻塞性疾病。

（一）概述

以肝内、外胆管的慢性进行性炎症及纤维化，最终导致胆管的短段狭窄与扩张交替为特征的病变。80% 的病变累及包括胆囊在内的整个胆系，20% 仅局限于肝外胆道。受累的胆管壁增厚、管腔狭窄，外径变化不大，内径明显缩小或闭塞。后期可发生胆汁性肝硬化或门静脉高压，9% ~ 15% 并发胆管癌。

（二）临床表现

好发于 40 岁左右，男女之比约为 2 ∶ 1。以慢性进行性黄疸为主要表现，一般无上腹绞痛史。并发肝硬化、门脉高压等并发症可有相应表现。87% 伴发溃疡性结肠炎，13% 伴发克罗恩病。

（三）CT 表现

其主要 CT 征象为跳跃性扩张、串珠征和剪枝征。①跳跃性扩张：病变局限于肝外胆管者，呈典型的低位梗阻表现，狭窄处远端的胆总管仍可见。狭窄处胆管壁增厚，管腔狭小，密度增高；增强扫描管壁强化明显，可有或无胆囊壁增厚。如某段扩张的肝外胆管不与其他扩张的胆管相连称为"跳跃性扩张"，其形成基础是肝内胆管狭窄并发远段胆管扩张。②串珠征：病变呈现不连续的散在分布的串珠状或不规则状，反映了其多发性狭窄。段性分布的肝内胆管扩张也是其表现之一。在 1 个层面上见到 3 处以上狭窄与扩张交替出现，称为"串珠征"。但此征也可见于恶性病变。③剪枝征：即某 1 层面上见到长度 ≥ 4 cm 的肝内胆管或左右肝管，而无次级分支称为"剪枝征"。本病 25% 的可见此征，但 13% ~ 15% 的恶性病变也可见此征。

通常本病引起的肝内胆管扩张程度较轻，有明显扩张者要想到肿瘤性病变。

（四）鉴别诊断

应注意结合病史与结石、胆系感染和手术等原因所致的继发性硬化性胆管炎相鉴别。

七、胆道出血

胆道出血是肝胆疾病的严重并发症。

（一）病因

其病因很多，主要有肝内感染、肝内胆管结石、手术时的探查和肝损伤等。

（二）临床表现

临床有不明原因的消化道出血。DSA 有助于进一步确诊，并指导介入治疗。

（三）CT 表现

血液通过开放的胆总管进入胆囊，当出血量占胆囊容量的 70% 和出现血凝块时，表现为胆囊不均匀性密度增高。出血量更大时，胆囊内密度均匀性增加，CT 值高达 50~60 Hu。胆系出血常合并胆道梗阻，引起扩张、积血，表现为胆管扩张，其内见管状或圆形高密度灶。

本病需注意与钙胆汁（其密度高于出血 15~20 Hu）、胆管结石相鉴别。结合临床对本病的诊断和鉴别有重要作用。

第六章　泌尿系统疾病 MRI 诊断

第一节　泌尿系统肿瘤

一、肾错构瘤（Renal Hamartoma）

（一）概述

肾错构瘤即肾血管平滑肌脂肪瘤（angiomyolipoma），是一种常见的良性肿瘤，由不同例的血管、平滑肌和脂肪组织组成。单侧单发多见，中年发病，男多于女。少数伴有脑结节性硬化，中青年发病为主，常为两侧、多发。

（二）病理

肉眼所见：肿瘤位于实质部，皮质多见。呈圆形、卵圆形，边缘清楚，无包膜。直径 3～20 cm，平均 9.4 cm。切面呈黄色或黄白相间。肾盂、肾盏可受牵拉变形移位，但无破坏。镜下所见：成熟的脂肪组织、厚壁血管和成熟的平滑肌细胞混合而成。三者在不同的肿瘤和肿瘤的不同部位所占比例差异很大。肿瘤内常有出血。

（三）临床表现

早期无症状。后期可有肾区包块、疼痛，偶有血尿、高血压，并发结节性硬化者，还有面部皮脂腺瘤、癫痫和智力低下。

（四）MRI 表现

1. 肿瘤大小不一，呈圆形或卵圆形，边缘清楚。

2. 肿瘤的 MR 信号表现取决于肿瘤内的组织结构，三种组织信号混杂，其中脂肪信号和血管信号具特异性。脂肪组织在 T1 加权像为高信号，T2 加权像为中等信号，其内可有分隔。血管呈散在的大小不等的流空低信号。

3. 肿瘤内出血时，其信号强度增高，T1 加权像与脂肪组织混淆，但 T2 加权像出血信号较脂肪信号高。

4. 肾盂、肾盏变形移位。

5. 肿瘤可突破肾包膜深入肾周间隙。

（五）诊断要点

肿瘤的良性临床表现；三种组织的特征性信号表现。

（六）鉴别诊断

1. 肾脂肪瘤或分化较好的脂肪肉瘤。

2. 肾癌。

二、肾癌（Renal Cell Carcinoma）

（一）概述

肾癌即肾细胞癌，又称肾腺癌、肾透明细胞癌，起源于近端肾小管上皮细胞。其发生率占肾脏肿瘤的85%，多见于40岁以上成人，很少见于儿童，男女比例2：1。

（二）病理

大多数病例为单侧和单发病变。肿瘤多位于肾上极或肾下极的实质内，边界较清楚，呈圆形或椭圆形，其内可发生坏死、囊变、出血和钙化。组织学分三型：透明细胞型、颗粒细胞型和未分化型，预后依次变差。血道是主要的转移途径，肿瘤经肾静脉播散到全身其他器官。经淋巴道先转移到肾门、腹主动脉和下腔静脉周围淋巴结，进而向腹膜后他处转移。肾癌也可侵犯周围器官。

（三）临床表现

肾癌早期多无明显症状。典型的临床症状为血尿、腹部肿块和腰部疼痛"三联征"。具有典型三联征的病例不足1/3，大部分病例仅具有其中一项或两项症状。部分病例伴有非泌尿系统症状，如高血压、红细胞增多症、高钙血症及性功能紊乱等，由肿瘤的内分泌活动所致。

（四）MRI 表现（如图 6 - 1、6 - 2 所示）

1. 肾实质内肿物，圆形或椭圆形。肿物较大时突出肾表面，压迫肾盂输尿管时出现肾积水表现。

2. T1WI 呈低信号，T2WI 呈高信号，且混杂不均，皮髓质信号差异消失。肿物发生坏死、囊变及出血，呈相应的特征性信号改变。

3. 肿物周围低信号环，为肿瘤的假包膜，具有一定的特异性。假包膜在 T2WI 较 T1WI 清楚。其病理基础是受压迫的肾实质、血管和纤维组织。

4. 增强扫描，肾癌有不同程度的增强，但强度低于正常肾实质。囊变坏死部分无强化。

5. 可以转移至同侧肾脏内，也可突破肾包膜进入肾周脂肪，进而侵犯肾筋膜及邻近器官。淋巴结转移时可见肾门、主动脉及下腔静脉旁淋巴结增大，信号不均，甚至相互融合。肾静脉和下腔静脉瘤栓形成时，可见血管腔内异常信号缺损。

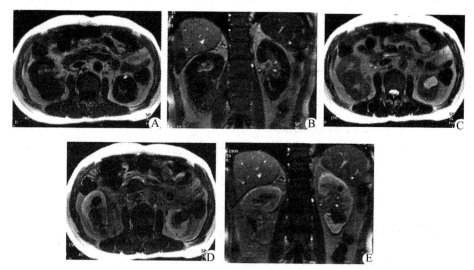

图 6 - 1　右肾癌

男性，70 岁。T_2WI（C）显示右肾下极不均匀混杂信号区，与肾实质分界不清；T_1WI（A、B）肿瘤呈不均匀低信号。增强扫描（D、E）肿瘤不均匀强化。左肾病变为囊肿

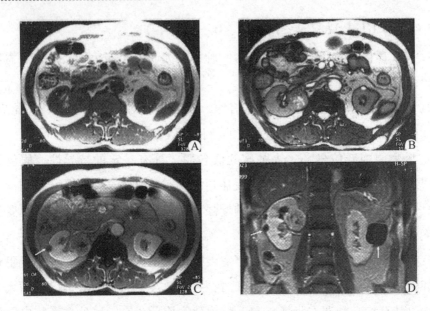

图 6 - 2　右肾癌

男性，76 岁。T_2WI（B）显示右肾体内后部圆形高信号区，内部散在点状更高信号；T_1WI（A）肿瘤呈低信号，中间信号更低。增强扫描（C、D）肿瘤不均匀轻度强化，中间无强化。近包膜病变（↑）为肾囊肿

肾癌的 MRI 分期如下：

Ⅰ期：肿瘤局限于肾包膜内。

Ⅱ期：肿瘤突破肾包膜，但仍局限于肾筋膜囊内。

Ⅲ期：肿瘤侵犯同侧肾静脉、淋巴结及下腔静脉。

Ⅳ期：远处转移或累及除同侧肾上腺外的其他器官。

MRI 在判断肿瘤是否突破肾包膜仍有困难，不易区分 Ⅰ 期或 Ⅱ 期。

（五）诊断要点

1. 血尿、腹部肿块和腰部疼痛临床"三联征"。

2. 肾实质内异常信号区；肿块周围假包膜征；增强扫描呈不规则不同程度强化；肾盂肾盏变形。

（六）鉴别诊断

1. 肾囊肿出血。

2. 肾盂癌。

3. 肾淋巴瘤。

4. 肾血管肌肉脂肪瘤。

5. 肾转移瘤。

三、肾盂癌（Carcinoma of Renal Pelvis）

（一）概述

肾盂癌是起源于肾盂或肾盏黏膜上皮的恶性肿瘤，分三种：移行细胞癌、鳞状细胞癌和腺癌。移行细胞癌占90％，男性多于女性，60～80岁高发。预后与细胞分化、浸润、症状长短有关。鳞状细胞癌占8％，可与肾移行细胞癌同时发生。腺癌极少见。

（二）病理

移行细胞癌：肾盂表面粗糙、突起，可有溃疡，向实质浸润。也可呈乳头状突起，有蒂与肾盂相连，表面多有溃疡。常发生输尿管和膀胱转移。鳞状细胞癌和腺癌以向黏膜下和肾实质浸润为主。三者均可引起肾盂、肾盏的扩张、变形和移位。

（三）临床表现

早期即可出现全程血尿，不伴有其他症状。随着肿瘤的生长，相继出现肾区疼痛和肾区包块。

（四）MRI 表现

1. 肾盂内实质性肿物，肾盂、肾盏受压呈离心性移位。

2. 肿物边缘光滑，信号强度均匀，T1、T2 加权像可与皮质信号相等或短T2 信号。

3. 肿瘤可向肾实质内浸润，肾皮髓质分界消失。

4. 输尿管阻塞时，肾盂扩张。

5. 晚期肾门、腔静脉周围可有肿大淋巴结。

（五）诊断要点

1. 临床多以血尿为首发症状。

2. 肿物位于肾盂内，肾盂离心性扩张移位。

（六）鉴别诊断

与突向肾盂的肾癌鉴别。

四、肾母细胞瘤（Nephroblastoma）

（一）概述

肾母细胞瘤又称肾胚胎瘤、肾母细胞瘤，起源于肾脏内残存的未成熟的胚胎组织，占小儿恶性肿瘤的20%。多见于5岁以下儿童，成人极罕见。男女发病率无明显差异。

（二）病理

肾母细胞瘤可发生于肾脏的任何部位，大部分为单侧性。外观呈巨块形，一般有完整包膜，边界清楚，内部常有囊性变。镜下主要是胚胎性肉瘤细胞和上皮细胞以及它们的过渡形态。分化好的可见肌肉、骨骼和脂肪成分。肿瘤生长迅速，压迫肾组织，引起肾盂肾盏的变形移位。常穿破肾包膜进入肾周组织，或侵犯肾静脉和下腔静脉，易血行转移至肺、肝脏，骨和脑转移少见。

（三）临床表现

常为无症状的上腹部包块，向胁部突出，表面光滑，较固定。肿块较大时牵拉肾包膜引起腹痛和腰痛。肿块压迫肾动脉致肾缺血引起高血压，侵犯肾盂肾盏可出现血尿。

（四）MRI 表现（如图6-3所示）

1. 肾实质内巨大肿块，边缘清晰，呈分叶状。

2. 肿瘤在 T1WI 上呈中等信号，T2WI 呈高信号。肿瘤内部坏死囊变呈液性信号，出血时呈高信号。

3. 5%~10%患者双侧肾脏发病。

4. 可有肾门、主动脉旁淋巴结转移，表现为淋巴结肿大融合及信号改变。

5. 增强扫描，肿块明显强化，但强化程度低于正常肾实质。

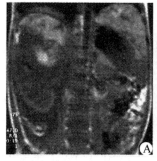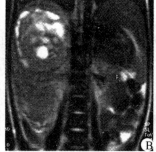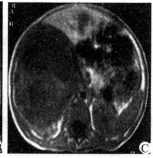

图 6 - 3　右肾母细胞瘤

女性，3 岁。T2WI（B）显示右肾上极有一直径 5.0 cm 高信号区，内部散在不规则的
更高信号区，与肾实质分界呈线样低信号；T1WI（A、C）肿瘤呈不均匀低信号，伴不
规则高信号区

（五）诊断要点

1. 儿童发病，以腹部肿块为特征。

2. MRI 显示肾实质巨大肿物，边缘清楚，呈分叶状。

（六）鉴别诊断

1. 巨大肾癌。

2. 肾上腺神经母细胞瘤。

3. 多灶性良性肾肿瘤和囊性肾母细胞瘤鉴别。

五、肾转移瘤（Metastases of Kidney）

（一）概述

肾转移瘤并不少见，但临床症状不多，常被原发瘤所掩盖。转移瘤的来源
依次是：肺、结肠、黑色素瘤、颅内肿瘤、乳房、子宫和睾丸肿瘤，极少数原
发灶不明确。

（二）病理

转移瘤位于肾实质内，多数病例为多个肿块，可以双侧发病。肿物往往较
小，不改变肾的轮廓，但常伴有坏死。

（三）临床表现

肾转移瘤症状轻，常被原发肿瘤症状掩盖。常在体检 B 超、CT 时发现。

（四）MRI 表现

1. 单侧或双侧肾实质内孤立或多个异常信号区，边缘常不清楚。肾脏多增大，但轮廓多无改变。正常的皮髓质差异消失。

2. 转移瘤信号依组织来源不同呈各种各样表现。一般在 T1WI 上呈等或低信号，在 T2WI 上呈高信号。

3. 某些转移瘤，如淋巴瘤，见腹膜后淋巴结肿大融合。

（五）诊断要点

1. 原发恶性肿瘤的临床病史。

2. 肾实质内的多发异常信号区，皮髓质差异消失。

（六）鉴别诊断

1. 单发转移瘤和肾细胞癌鉴别。

2. 多发转移瘤与多囊肾鉴别。

六、膀胱癌（Carcinoma of the Bladder）

（一）概述

膀胱癌人群发病率 3.6/10 万，男女之比为 3.7 ：1，40 岁以上患者占大多数。约 90% 病例是移行上皮癌，其次是腺癌和鳞癌。

（二）病理

膀胱癌好发于膀胱三角区，其次是膀胱侧壁。大多数为单发，也可多发，多发者占膀胱癌 16% ~25%。早期病变呈单纯的乳头状，进而呈息肉状或菜花状，外生性生长，突入膀胱内。后期可向膀胱壁浸润性生长，使膀胱壁增厚或呈结节状。肿瘤表面可坏死形成溃疡。常见的转移淋巴结依次是：闭孔组淋巴结、髂外中组淋巴结、髂内及髂总淋巴结。

（三）临床表现

常见无痛性间歇性肉眼血尿。肿瘤位于膀胱底部颈部时，或肿瘤浸润膀胱壁深层时可出现尿频、尿急、尿痛等膀胱刺激症状。晚期出现排尿困难、尿潴留及膀胱区疼痛等。

（四）MRI 表现（如图 6 - 4 所示）

1. 肿瘤小于 1 cm 时，仅表现为膀胱壁的局部增厚，信号改变不明显。

2. 较大肿瘤表现为突入腔内肿块，可有蒂或呈斑块状、分叶状。

3. T1WI 肿瘤信号强度介于尿液和脂肪之间；T2WI 肿瘤信号与尿液信号相似或稍低。

4. 浸润程度的判断　膀胱壁受侵表现为 T2WI 低信号环中断、破坏；膀胱周围受侵表现为膀胱壁与周围高信号脂肪界面模糊或高信号脂肪内出现灰色信号团块。前列腺及精囊的浸润表现为与肿瘤相邻部分出现与肿瘤相似的异常信号。

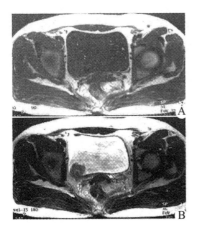
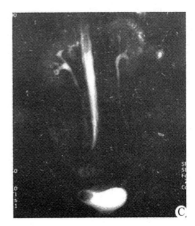

图 6 - 4　膀胱癌

女性，44 岁。T2WI（B）显示膀胱右后壁不均匀高信号肿物，突入膀胱腔内，边缘分叶。T1WI（A）肿物呈略低信号（与肌肉比）。MRU（C）显示膀胱右部充盈缺损

（五）诊断要点

1. 临床表现为间歇性、无痛性肉眼血尿，甚至有尿频、尿急、尿痛等膀胱刺激征。

2. 膀胱壁肿块向腔内突出，向膀胱壁外浸润。

（六）鉴别诊断

1. 膀胱充盈不佳致膀胱壁增厚。

2. 慢性膀胱炎。

3. 盆腔放疗致膀胱壁增厚。

4. 膀胱乳头状瘤。

5. 前列腺增生或前列腺癌。

第二节　泌尿系统感染性病变

一、肾结核（Renal Tuberculosis）

（一）概述

肾结核是一种结核杆菌感染的慢性肾脏疾病，占泌尿系统疾病的 14% ~ 16%，占所有肺外结核病的 20%。原发病灶大多是肺结核。

（二）病理

早期结核灶位于肾小球，绝大多数能自行修复。当抵抗力低下时病变向髓质发展，在皮髓质交界处形成结核结节，继而干酪坏死，溃破后与肾盂相通，形成空洞。典型结核结节中心为干酪坏死，周围为类上皮细胞及郎格罕细胞，外围为淋巴细胞和纤维组织。肾盂肾盏黏膜受结核菌侵袭增厚，继而溃疡、坏死和广泛的纤维化，致肾盂肾盏变形狭窄，肾盂积水、积脓。晚期病灶内钙质沉积形成钙化。肾结核可扩散至肾周围形成肾周围炎或肾周围寒性脓肿。亦可经尿液蔓延至输尿管和膀胱。

（三）临床表现

1. 消瘦、虚弱、发热、盗汗等全身症状。

2. 可以有血尿、脓尿，伴有腰部钝痛。

3. 膀胱刺激征：尿频、尿急、尿痛占 80% 以上，且逐渐加重。

（四）MRI 表现

1. 早期肾脏体积稍增大，晚期可缩小，形态不规则。

2. T_1WI 皮髓质差异消失，实质内多个大小不等低信号空洞，壁形态不规则；T_2WI 呈高信号。

3. 肾窦变形移位，甚至消失。

4. 病变穿破肾包膜进入肾周时，肾周脂肪信号消失，肾筋膜增厚。

5. 增强扫描，病变周围增强，中间无变化，呈典型的"猫爪"样特征。

（五）诊断要点

1. 临床表现为逐渐加重的尿频、尿急、尿痛、血尿、脓尿及结核全身症状。

2. 肾实质内单或多个空洞，壁不规则，肾窦变形。增强后呈"猫爪"样特征。

（六）鉴别诊断

1. 肾囊肿：肾内单个或多个空洞易和肾囊肿混淆。肾囊肿多呈圆形，信号均匀，边缘清楚，增强扫描时无强化。

2. 肾癌：单个肾结核结节早期不易和肾癌鉴别。增强扫描和尿液检查可资鉴别。

3. 慢性肾盂肾炎。

二、肾和肾周脓肿（Renal and Perinephric Abscess）

（一）概述

肾脓肿为肾实质内局限性炎症液化坏死所致的脓液积聚。最主要原因是血行性感染，极少部分来源于尿路系统感染，如肾盂肾炎。肾周脓肿系肾包膜和肾筋膜之间脂肪、结缔组织发生化脓性感染形成脓肿。以右侧多见，大部分是由于肾脓肿穿破肾包膜所致。

（二）病理

早期为肾实质内的多个微小脓肿，伴有周围水肿。小脓肿相互融合形成大的肿块，坏死液化形成大的脓腔。慢性肾脓肿坏死区周围是富含血管的增厚的肉芽组织和纤维层。肾脓肿穿破肾包膜扩散到肾周围形成肾周脓肿。

（三）临床表现

急性起病，持续性高热、腰痛及肾区叩击痛。脓肿向上发展可致同侧胸腔积液，累及腰大肌时，同侧下肢不能伸展。慢性期患者临床症状多不明显。

（四）MRI 表现

1. 急性肾脓肿早期肾脏增大，皮髓质差异消失，T_1WI 上肾实质信号降低。

2. 脓肿形成时，T_1WI 上病灶中央低信号，T_2WI 上高信号；病灶周围在 T_1WI 和 T_2WI 上均呈低信号。脓肿内出现气体，在 T_1WI、T_2WI 上均为极低信号的小圆形影。

3. 肾周脓肿形成时，表现为肾周围异常信号，其信号特点与肾内脓肿相似。同侧肾筋膜可增厚，腰大肌轮廓模糊。

4. 增强扫描，病变中央无增强，而周围强化明显。

（五）诊断要点

1. 典型的临床表现：持续高热和腰疼。

2. 脓肿中央呈液化组织信号，周围呈肉芽组织和纤维组织信号。

3. 增强扫描时，脓肿中央无强化，周围强化明显。

（六）鉴别诊断

1. 肾癌：早期肾脓肿未完全液化和肾癌信号类似。

2. 肾囊肿感染：囊肿感染时囊壁增厚，与肾脓肿信号相似。

3. 肾结核：MRI 表现相近，临床表现可资鉴别。

第三节　泌尿系统结石

泌尿系统结石大多以肾结石为发源地。肾结石向下移动停留在不同部位形成不同的结石，如输尿管结石、膀胱结石和尿道结石。泌尿系统结石极少用 MRI 检查，大多是行其他疾病 MRI 检查时意外发现。

结石按其化学成分分为以下几类：

1. 草酸盐结石：占90%，多数为草酸钙，硬度较大，密度极高。

2. 磷酸盐结石：体积较大，硬度小，密度低。

3. 尿酸和尿酸盐结石：体积小，硬度和密度较草酸盐结石低。

4. 其他结石：极少见。包括胱氨酸结石、黄嘌呤结石、氨苯蝶啶结石、软结石和含胆固醇结石等。

一、肾结石 （Renal Calculi）

（一）概述

肾结石是指发生于肾盂肾盏内的结石。肾结石占泌尿系统结石的 86% 以上，多发生于青壮年男性，男女之比 4 ∶ 1 ~ 10 ∶ 1，两侧发病率相等，两侧同时发病者占 10%。结石大多位于肾盂和肾下盏内。

（二）病理

主要改变是结石对肾脏的直接损伤、尿路梗阻和继发感染。结石对肾盂肾盏的直接损伤导致黏膜溃疡，最后纤维瘢痕形成。肾结石引起的梗阻多是不完全性的，肾盂肾盏扩张较轻；若结石发生在肾盂、输尿管交界处，则肾盂肾盏积水较重，肾皮质受压萎缩。

（三）临床表现

肾结石的症状取决于结石的大小、形状、部位以及有无并发症等。主要有三大症状：腰部疼痛、血尿和排砂石史。疼痛为钝痛或绞痛，放射到阴部区域，发作时多伴有肉眼或镜下血尿。

（四）MRI 表现

1. 微小肾结石 MRI 不易显示。

2. 在 T_1WI 和 T_2WI 上，结石均呈低信号，T_2WI 上低信号更为明显，表现为高信号尿液中的暗区。结石成分不同，其信号也有差异。

3. 结石较大阻塞肾盏时，相应近端肾盏扩张，杯口消失。肾盂输尿管交界处结石可致肾盂积水，肾实质变薄。

4. MRU 检查可立体显示肾盂肾盏扩张的部位、程度。

（五）诊断要点

1. 典型的血尿、腰部疼痛和排砂石史三大症状。

2. 在 T_1WI、T_2WI 上呈低信号以及相应近端肾盂肾盏的继发性扩张。

（六）鉴别诊断

和孤立的肾结核钙化块相鉴别。

二、输尿管结石 （Ureteral Calculi）

（一）概述

输尿管结石绝大部分来源于肾结石，易停留在输尿管的三个生理性狭窄处。中年发病多，男女之比 5 ：1，两侧发病率无差异。

（二）病理

输尿管结石刺激管壁致局部管壁的溃疡、纤维组织增生，进而管壁增厚、管腔狭窄。结石部位以上输尿管、肾盂肾盏积水扩张，扩张程度与结石大小和发病时间有关。长期梗阻可致肾实质萎缩。

（三）临床表现

主要有突发性绞痛，向阴部和大腿内侧放射，伴有血尿。

（四）MRI 表现

1. 输尿管、肾盂积水、扩张，肾实质变薄等。

2. 常规 SE 序列扫描，扩张的输尿管下部出现低信号块，T_2WI 图像上更明显。

3. MRU 图像扩张的输尿管高信号突然中断，下方见低信号的结石影。

（五）诊断要点

1. 典型的症状：突发绞痛和血尿。

2. 肾盂、输尿管扩张，其下部低信号结石。

（六）鉴别诊断

1. 输尿管先天狭窄。

2. 后天输尿管瘢痕。

3. 输尿管肿瘤。

三、膀胱结石 （Vesical Calculi）

（一）概述

膀胱结石主要发生于老年男性和幼年，女性极少见。可来源于肾、输尿管结石的排泄或由膀胱异物引起。

（二）病理

膀胱结石单个多见，大小不一，小如砂石，大者可占据整个膀胱，形态多为圆形、卵圆形。结石刺激膀胱壁引起膀胱壁充血水肿或出血，甚至形成溃疡。长期的结石梗阻影响尿液的排出，刺激膀胱肌肉纤维组织肥大，引起膀胱壁增厚。长期刺激可诱发膀胱癌。

（三）临床表现

典型症状为疼痛、血尿和排尿困难。疼痛为耻骨联合上或会阴部的钝痛或锐痛，平卧可缓解。排尿困难时轻时重，有时排尿中途尿流突然中断，须改变体位才能继续排尿。黏膜溃疡出血表现为终末血尿。常伴有尿急、尿频症状。

（四）MRI 表现

1. 膀胱内圆形或类圆形异常信号区，T_1WI 和 T_2WI 均为低信号，在 T_2WI 上表现为和高信号尿液形成强烈对比的充盈缺损，边缘锐利清晰。

2. MRU 三维图像显示结石的全貌，及其引起的上尿路的积水扩张。

3. 膀胱壁可有增厚。

（五）诊断要点

1. 膀胱结石一般不做 MRI 检查，依靠超声、CT 即可确诊。

2. 典型的临床表现 疼痛、血尿和排尿困难。

3. 结石在 T_1WI 和 T_2WI 均为圆形、卵圆形低信号。

（六）鉴别诊断

1. 膀胱内肿瘤并发钙化。

2. 输尿管下端结石。

3. 膀胱壁的钙化。

第四节 肾囊肿性病变

肾囊肿性疾病是指肾实质出现单个或多个囊肿的一大组疾病。以单纯性肾囊肿最常见，其次是多囊肾。肾囊肿的形成可以是遗传性、先天性发育异常或后天获得性，其发生机制仍不十分清楚。

一、单纯肾囊肿（Simple Renal Cyst）

（一）概述

单纯性肾囊肿过去又称孤立性肾囊肿，是骨囊肿性疾病中最常见的一种。绝大部分见于成人，50岁以上人群中50%发现这种囊肿，且随年龄增大比例递增，所以认为本病是后天获得性疾病。男女发病无差异。发病机制过去认为是肾缺血所致，近年认为是肾小管憩室演变而来。

（二）病理

多是单侧性病变，亦可双侧发病。囊肿数目一个至数个，大小不等，呈圆形单房。位于皮质的囊肿常突出肾表面。囊肿壁薄而透明，由一薄层纤维覆以一层扁平上皮组织组成。囊腔与肾盂肾盏不通，腔内含淡黄色液体。感染时囊壁增厚而不透明，继而可纤维化、钙化。囊肿较大时，可压迫肾盂肾盏，使之变形。

（三）临床表现

大部分患者无症状和体征，在腹部影像学检查中偶尔发现。囊肿较大时在腹部可触及包块。囊肿壁破裂时可出现腰痛、血尿。大囊肿压迫邻近血管引起肾组织缺血可致高血压。

（四）MRI表现（如图6-5所示）

1. 病变单个或多个，呈圆形，边缘光滑锐利，较大囊肿可突出肾外。

2. 囊肿内信号均匀，T_1WI呈低信号，T_2WI呈高信号，类似于水。

3. 囊肿感染时，T_2WI囊肿边缘呈低信号环，为增厚的囊肿壁。T_1WI囊肿信号常增高。

4. 囊肿内出血时，其信号因出血时间长短而不同，符合出血的信号变化规律。

5. 囊肿钙化后信号不均匀，其壁和囊肿内在 T_1WI、T_2WI 可呈不等的低信号。

6. 增强扫描，囊肿内信号无改变。

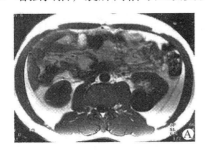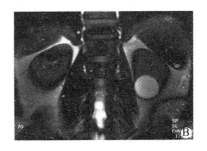

图 6 - 5　左肾囊肿

男性，56 岁。T_2WI（B）显示左肾下极圆形均匀高信号区，边缘锐利；T_1WI（A）囊肿呈均匀低信号

（五）诊断要点

主要依靠典型 MRI 表现：囊肿呈圆形，边缘锐利光滑，囊内信号均匀，呈长 T_1 长 T_2 信号。临床症状对诊断帮助不大。

（六）鉴别诊断

1. 多发囊肿与多囊肾鉴别。

2. 与并发肾囊肿的遗传性疾病，如结节硬化等鉴别。

3. 恶性肾囊肿。

4. 囊性肾癌。

二、多囊肾（Polycystic Kidney）

（一）概述

多囊肾为遗传性疾病，按遗传特性分为二型：常染色体显性遗传性多囊肾和常染色体隐性遗传性多囊肾。前者最常见，大多成年发病，但婴幼儿也可出现症状，发病率 1% ~2% ，是后者的 10 倍。男女发病率相等。后者发生在新生儿至婴儿，病情重，发展快，最后以尿毒症死亡。本文主要论述前者。

（二）病理

囊肿自幼即有，并随年龄增大而不断增大。病理表现为双侧肾脏不对称性肿大，皮髓质内散在大量的大小不等球形、圆柱形及梭形囊肿，直径数毫米至数厘米。肾盂肾盏严重变形扩张。囊与囊之间为多少不等的肾组织。镜下见肾小体钙化，肾小管萎缩及间质纤维化。1/3 患者伴有肝囊肿，亦可伴有脾囊肿、胰腺囊肿和脑动脉瘤，甚至恶性肿瘤。

（三）临床表现

新生儿及婴儿发病者，有呼吸困难、血尿、高血压和肾功能衰竭，多数短期内死亡。成人发病者，常见腰部、腹部疼痛，腹部包块，早期就出现镜下血尿，囊肿破裂时出现肉眼血尿。半数以上患者有中度高血压，晚期出现尿毒症。

（四）MRI 表现（如图 6-6 所示）

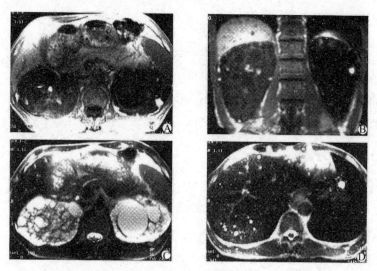

图 6-6　多囊肾并出血

男性，56 岁。双肾体积增大，T_2WI（C）见双肾内大量大小不等的圆形均匀高信号，边缘清楚；T_1WI（A、B）则呈均匀低信号，间杂少量高信号影；T_2WI（D）示肝内多个小圆形高信号（多囊肝）

1. 双侧肾脏内大量大小不等的囊性病变，肾实质呈蜂窝状改变，肾外形呈分叶状。

2. T_1WI 病变呈均匀或混杂低信号，出血时呈高信号，T_2WI 呈均匀或混杂高信号。

3. 肾盂肾盏受牵拉、挤压而变形。

4. 增强扫描囊肿壁更清楚，囊内无强化。

（五）诊断要点

1. 婴幼儿发病有典型表现：血尿、高血压和肾功能衰竭。成人发病表现有腹部包块、血尿及高血压。

2. MRI 示双肾大量大小不等的囊性信号，肾脏呈蜂窝状。

（六）鉴别诊断

1. 多发性单纯肾囊肿。

2. 其他遗传性疾病并发多个肾囊肿。

3. 常染色体隐性遗传性多囊肾。

4. 获得性肾囊肿病，如长期透析者出现的多发肾囊肿等。

第七章 核医学在肿瘤中的应用

恶性肿瘤是人类疾病最常见的致死原因之一。2010 年全国登记地区恶性肿瘤发病病例 315.7 万例，其中男性发病率为 274.69/10 万，女性发病率为 197.24/10 万。按寿命 74 岁计算，中国人一生中罹患肿瘤的累积风险为 26.15%（男性）和 16.82%（女性）。由于恶性肿瘤的发生机制极其复杂，至今尚无诊疗良策，严重威胁人类生存与健康。如 1990 年全国肿瘤死亡率抽样调查的结果，我国无论城乡恶性肿瘤均占常见死因的第二位。目前认为，恶性肿瘤的发生是由于机体细胞受到各种内、外界刺激因素（包括遗传、物理、化学及生物因素等）影响后，正常细胞基因组变得不稳定，其结构和功能发生改变，从而使细胞发生恶性转化。在细胞发生恶性转换的过程中，可能涉及机体各种正常生理、病理反应系统中各种调节因子、信号通路的调节和参与，包括炎症反应、免疫反应、神经调节等等。尽管恶性肿瘤发生各不相同，但均具有一些基本特征。包括：自我增殖（self – sufficiency in growth signals），抗增殖信号耐受（insensitivity to antigrowth signals），细胞死亡耐受（resisting cell death），无限复制能力（limitless replicative potential），持续的血管生成能力（sustained angiogenesis），组织侵袭和转移能力（tissue invasion and metastasis），免疫逃避能力（avoiding immune destruction），促进肿瘤的炎症（tumor promotion inflammation），细胞能量代谢异常（deregulating cellular energetics），基因组不稳定和突变（genome instability and mutation）等等。

核医学分子影像（nuclear medicine and molecular imaging），是通过示踪技术对疾病进行无创伤性诊断的一种显像方法，具有探测灵敏度高、无创伤、反映机体生理或病理功能等特点。作为现代医学影像的新技术，通过运用影像学手段显示组织、细胞和亚细胞水平的特定分子，反映活体状态下分子水平的动态变化，对其生物学行为在影像方面进行定性和定量研究。随着肿瘤分子生物学研究和计算机科学等技术的发展，特别是融合显像仪器的问世，如 PET/CT、

PET/MRI、SPECT/CT 等融合显像设备的商品化与普及应用，使核医学分子显像对恶性肿瘤细胞某些基本特征的阐述成为临床核医学的一个重要内容。目前，以^{18}F – FDG PET/CT 为代表的分子影像学技术已在临床推广应用，并成为连接分子生物学等基础学科与现代临床医学的重要桥梁，对现代和未来医学模式产生了革命性影响。

第一节　^{18}F – FDG 显像

正电子核素在衰变过程中发射正电子，这种正电子在组织中运行很短距离后，即与周围物质中的电子相互作用，发生湮没辐射，发射出方向相反、能量相等（511keV）的两个光子。正电子发射型电子计算机断层（positron emission computed tomography，PET）是采用一系列成对的互成 180 度排列并与符合线路相连的探测器来探测湮没辐射光子，从而获得机体内正电子核素的断层分布图，显示病变的位置、形态、大小、代谢、功能及分子生物学表现等，评估疾病演变，早期诊断并指导治疗。常用的正电子核素如^{11}C、^{13}N、^{15}O、^{18}F 等多为机体组成的基本元素的同位素，临床应用较为广泛，这些核素标记的某些代谢底物、药物或生物活性物质不改变标记物本身的生物学性质，使其具有类似的生理与生化特性，可灵敏地揭示活体组织的代谢与生物功能。

PET/CT 是集 PET 和 CT 为一体的融合性显像设备，能同时显示靶器官细微的组织结构和生化与代谢变化、受体分布与基因表达等。同机 CT 不仅可以提供局部组织的解剖结构定位，弥补 PET 图像定位不清的缺陷，而且可以对 PET 图像进行衰减校正，获得显像剂分布精确的定量信息，并能提供更为丰富的辅助诊断支持。目前，PET/CT 已经逐渐取代 PET 显像设备，成为临床最重要的分子影像设备之一。

1930 年，瓦博格在实验室里发现，大部分肿瘤细胞即使在有氧情况下仍然以糖酵解为主的能量获取模式，并命名为"瓦博格效应"。这也是^{18}F – FDG PET（PET/CT）显像在肿瘤学中应用的理论基础。而随着近年来对"瓦博格效应"的分子机制研究进展，目前认为"瓦博格效应"也是肿瘤细胞代谢重组的特征性标志物之一。

一、显像原理

$^{18}F-2-$氟$-2-$脱氧$-D-$葡萄糖（2 - fluorine - 18 - fluoro - 2 - deoxy - D - glucose, $^{18}F-FDG$）是一种与天然葡萄糖结构相类似的放射性核素标记化合物，放射性的^{18}F原子取代天然葡萄糖结构中与 2 号碳原子相连的羟基后形成，可示踪葡萄糖摄取和第一步磷酸化过程。$^{18}F-FDG$ 与天然葡萄糖一样，进入细胞外液后能够被细胞膜的葡萄糖转运蛋白（Glu）识别跨膜转运到细胞液内，被己糖激酶（hexokinase）磷酸化生成$^{18}F-FDG-6-PO_4$。与天然葡萄糖磷酸化生成 6 - 磷酸葡萄糖相类似，磷酸化的$^{18}F-FDG$ 获得极性后不能自由出入细胞膜；但与 6 - 磷酸葡萄糖不同的是$^{18}F-FDG-6-PO_4$并不能被磷酸果糖激酶所识别进入糖酵解途径的下一个反应过程，而只能滞留在细胞内。通过 PET/CT 成像后，可反映机体器官、组织和细胞利用葡萄糖的分布和摄取水平（如图 7 - 1所示）。

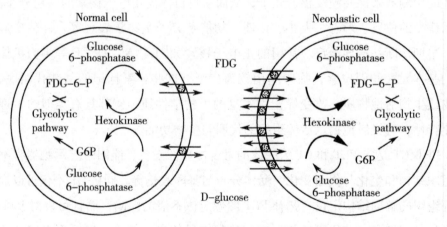

图 7 - 1　正常细胞与肿瘤细胞$^{18}F-FDG$ 葡萄糖代谢过程

大部分肿瘤病理类型如非小细胞肺癌、结直肠癌、恶性淋巴瘤等在$^{18}F-$FDG PET/CT 影像中均显示为高摄取（阳性）占位灶。但部分低级别胶质瘤、黏液腺癌、支气管肺泡癌、原发性肝细胞癌、肾透明细胞癌及部分前列腺癌也可以表现为低摄取$^{18}F-FDG$ 占位灶。其主要原因可能与葡萄糖转运蛋白表达水平较低、去磷酸化水平较高、肿瘤组织中肿瘤细胞数量较少等因素有关。

在正常生理和良性病理改变情况下，一些细胞也可以糖酵解为主要代谢模式满足其行使生物功能所需要能量，在^{18}F-FDG PET/CT影像中显示为高摄取。如红细胞、神经元细胞在生理状态下，骨骼肌细胞在剧烈运动状态下，心肌细胞在缺血、缺氧状态下，脂肪细胞在受到寒冷、紧张等刺激等等。另外，由于淋巴细胞、单核细胞等炎症细胞在行使其吞噬功能时，其能量代谢也是以无氧糖酵解模式为主，因此感染、肉芽肿等炎症病变、增生性病变以及一些良性肿瘤等非恶性病理改变在^{18}F-FDG PET/CT影像中也可以表现为高摄取灶。这些现象限制了^{18}F-FDG PET/CT在恶性肿瘤鉴别诊断中的应用价值。因此，在临床实践中并不能仅通过^{18}F-FDG PET/CT影像中^{18}F-FDG摄取的高低来鉴别病灶的良恶性，还需要结合病灶的CT影像改变及临床，甚至直接获取病理才能进行恶性肿瘤的鉴别诊断。

二、适应证

1. 肿瘤的临床分期及治疗后再分期。

2. 肿瘤治疗过程中的疗效监测和治疗后的疗效评价。

3. 肿瘤的良、恶性鉴别诊断。

4. 肿瘤患者随访过程中监测肿瘤复发及转移。

5. 肿瘤治疗后残余与治疗后纤维化或坏死的鉴别。

6. 已发现肿瘤转移而临床需要寻找原发灶。

7. 不明原因发热、副癌综合征、肿瘤标志物异常升高患者的肿瘤探测。

8. 指导放疗计划，提供有关肿瘤生物靶容积的信息。

9. 指导临床选择有价值的活检部位或介入治疗定位。

10. 肿瘤高危因素人群的肿瘤筛查。

11. 恶性肿瘤的预后评估及生物学特征评价。

12. 肿瘤治疗新药与新技术的客观评价。

三、显像程序

（一）显像前准备

1. 基础状态。患者应该能够具备仰卧30分钟以上能力，药物注射前后应保持安静、光线暗淡的房间，坐位或卧位保持肌肉松弛。疼痛不能耐受者应在显像前给予患者镇痛剂；具有帕金森病、躁狂症等神经精神疾病影响平卧能力患者，需要显像应在药物控制后方可进行；急性衰竭患者、怀疑急性心肌梗死患者需要显像时，必须在专科医师严格监护下进行。

2. 血糖控制。患者通过禁食（或根据前次就餐种类空腹至少 4 ~ 6 小时以上）和禁饮含糖饮料，控制血糖水平在显像药物注射前 < 12.0 mmol/L；血糖过高应重新安排，或通过注射短效胰岛素减少血糖水平，在胰岛素注射后 2 小时后重新测定，< 12.0 mmol/L 方可注射显像药物，否则建议专科医师对患者血糖进行控制后择日进行显像。

3. 应激情况。由于运动、紧张或寒冷等刺激可造成受检者机体处于应激状态，出现肌肉紧张、脂肪动员等生理性反应。患者候诊注射间温度应该控制在 24 ~ 26℃ 左右，避免患者在寒冷环境中长时间滞留；注射显像药物前后应禁止肌肉过度运动（如频繁说话、嚼口香糖等），必要时可给予 5 ~ 10 mg 地西泮减少肌肉摄取。

4. 造影剂使用。对怀疑有胃部疾病患者，可于显像前 10 ~ 20 分钟服用低剂量（1%）口服照影剂 500 mL；对怀疑下消化道疾病患者，显像前 1 小时可常规服用口服照影剂 1 000 ~ 1 500 mL；对怀疑有头颈部肿瘤疾病患者，可使用静脉造影剂（碘造影剂过敏、肾脏疾病除外）。

5. 呼吸准备。应嘱咐患者保存平稳呼吸进行 CT 采集，尽量减少图像融合误差所引起的伪影。

6. 其他准备。在图像采集前，应该排空膀胱，限制对肾收集系统和膀胱的辐射剂量；尽可能清除患者的金属物体，以免产生硬化伪影。

7. 询问过去史，包括恶性肿瘤的类型和位置，诊断和处理的日期（活检结果、手术、辐射、化疗及骨髓刺激因子及类固醇等药物使用）和目前的治疗手段。

（二）图像采集

1. 注射显像剂。显像药物应该在患侧的对侧进行注射，按体重计算，一般注射剂量为 3.7 ~ 5.55 MBq（0.1 ~ 0.15 mCi）/kg；图像采集应该在显像剂注射后 60 ~ 90 分钟内进行。

2. 确定采集体位。一般采取仰卧位。手臂最好抬高在头顶上，手臂放在两边可以产生 X 线硬化伪影；对于头颈部显像，手臂应该置于两边。

3. 确定采集视野。常规体部采集视野必须至少包括从颅底到股骨上 1/3 段；怀疑全身骨转移或患者存在肢体远端病灶需要鉴别时，采集视野可延伸到足底；局部采集根据临床需要进行。

4. CT 定位和采集。常规使用 CT 定位扫描后，进行 CT 螺旋采集获得全身或局部断层图像。由于低剂量 CT 采集方法足以用于 PET 图像衰减及病灶定位，CT 采集应使用较低的毫安/秒设置，减少患者辐射剂量；如需要应用诊断 CT，可以在 PET 采集后再进行，建议使用标准的 CT 毫安/秒设置。

5. PET 采集。由于显像设备型号不同，探头采集计数的灵敏度不同，每个床位采集时间可以不同，一般在 2~5 分钟左右；PET 采集部位应该与 CT 扫描位置完全相同；采集模式可应用 2D 或 3D 采集模式；重建参数常规使用 OSEM。

6. 图像融合。常规使用图像融合软件对采集 CT 图像和 PET 图像进行融合显示。典型的图像融合软件包应提供排列 CT 图像、^{18}F – FDG PET 图像和在横断面、冠状面和矢状面的融合图像以及最大密度投影图像（MIP），并可进行 3D 电影模式显示。需要时可同时显示具有或者没有衰减校正的^{18}F – FDG PET 图像。

7. 延迟显像。由于大部分肿瘤细胞的摄取平台时间可延迟到药物注射后 2 小时以上，临床必要时可进行延迟显像。延迟显像时间可在药物注射后 2~4 小时内进行，图像采集模式参照局部采集方案。

8. 动态采集。当需要对图像进行绝对定量分析时，需要采取动态采集模式。采集程序一般为采用床旁注射显像剂后立刻进行，图像分析需采用特殊处理软件。

（三）图像分析

1. 定性分析。通过视觉对显示图像中^{18}F – FDG 的摄取程度进行分析的一种方法。可对采集图像的质量、异常^{18}F – FDG 摄取的位置、程度以及图像融合的精确性等进行初步判断。

2. 定量分析。半定量分析方法可以使用肿瘤/非肿瘤组织的^{18}F – FDG 摄取比值（T/NT）和标准化摄取值（standardized uptake value，SUV）两种方式。

临床常规采取 SUV 估计 ^{18}F – FDG 的摄取程度。

标准化摄取值：包括平均 SUV、最大 SUV。SUV 描述的是 ^{18}F – FDG 在肿瘤组织与正常组织中摄取的情况，SUV 越高，则恶性肿瘤的可能性越大。SUV 的计算公式如下：

$$SUV = \frac{局部感兴趣区平均放射性活度（MBq/mL）}{注入放射性活度（MBq）/体重（g）}$$

（四）图像判断

1. 正常图像。静脉注射显像剂 ^{18}F – FDG 后 1 小时全身各脏器组织均可呈现一定的显像剂分布。约 70% 的 ^{18}F – FDG 分布于全身各脏器，其余经泌尿系统等排泄。

头颈部：大脑灰质、基底节中的灰质核团、丘脑及小脑灰质部分均呈现较高的显像剂摄取；大脑白质和脑室部分呈现较低甚至无显像剂摄取分布。腭扁桃体、腺样增殖体及棕色脂肪也可呈现不同程度的显像剂摄取分布。正常的腮腺、颌下腺及甲状腺等有时也可呈现轻 – 中度弥漫性的显像剂摄取。由于运动或紧张，眼部肌肉、声带、咬肌、舌肌等面部肌肉，胸锁乳突肌、椎前肌等颈部肌肉经常可出现较高的显像剂摄取（如图 7 – 2 所示）。

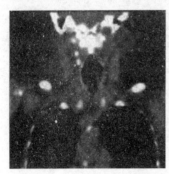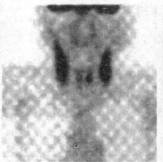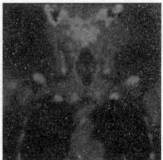

图 7 – 2　双侧胸锁乳突肌紧张性摄取

胸部：心肌组织在不同的生理状态下，可呈现不同程度的显像剂摄取（如图 7 – 3 所示）；纵隔内由于大血管内含大量血液可呈现轻度显像剂分布。正常肺组织含有大量气体，一般呈现低摄取分布图像；肺门淋巴结特别是老年人经常可以见到不同程度的摄取；未完全退化的胸腺组织、具有分泌功能的乳腺及正常食管也常见到轻度显像剂摄取分布。

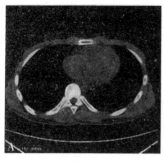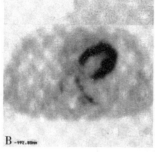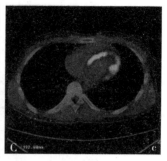

图 7 - 3 心肌组织生理性摄取

A：CT 影像；B：PET 影像；C：PET/CT 融合影像

腹部：胃及肠道可见不同程度的显像剂摄取，呈连续性，与消化道走行一致。肝脏通常呈弥漫性轻 - 中度摄取，边界较为清晰；脾脏也可呈现轻度弥漫性分布，但一般较肝脏的显像剂摄取要低（如图 7 - 4 所示）。

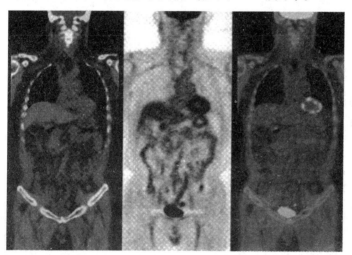

图 7 - 4 肠道生理性摄取

盆腔：由于 ^{18}F - FDG 经肾脏滤过后，不能经肾小管再回收。因此，肾脏、输尿管和膀胱均可呈现较高的显像剂分布（尿液滞留）。前列腺一般呈现较低的显像剂摄取；子宫及卵巢由于女性生理周期的影响，经常在图像中见到不同程度的显像剂摄取（如图 7 - 5 所示）。

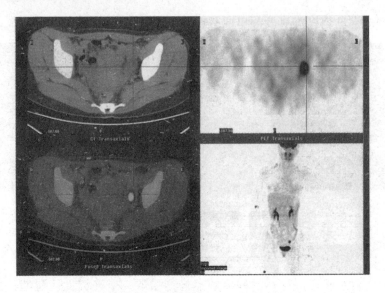

图 7-5　左侧卵巢生理性摄取

2. 异常图像。在排除正常生理性摄取外，出现局灶性的异常葡萄糖高代谢病灶均可以视其为异常病灶。主要包括：

恶性肿瘤：大部分恶性肿瘤在图像中表现为局灶性、较高的显像剂摄取。少部分恶性肿瘤由于葡萄糖转运蛋白表达水平较低、去磷酸化水平较高、肿瘤组织中肿瘤细胞数量较少等因素，在图像中可表现较低甚至无显像剂摄取。如黏液腺癌、支气管肺泡癌、原发性高分化肝细胞癌、肾透明细胞癌及高级别前列腺癌等（如图 7-6 所示）。

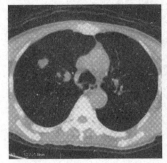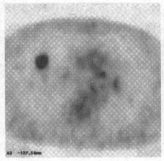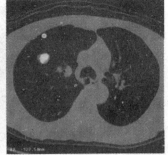

图 7-6　非小细胞肺癌（右肺）

肿瘤样病变：部分良性肿瘤在^{18}F-FDG PET/CT 图像中也可表现较高的显

像剂摄取，如甲状腺乳头状瘤、腮腺肿瘤（Warthin 瘤、多晶体腺瘤）、结肠腺瘤样息肉和茸毛腺瘤以及平滑肌瘤等。这些肿瘤样病变有时与早期恶性肿瘤病灶很容易相混淆，在临床实践中必须加以注意（如图 7-7 所示）。

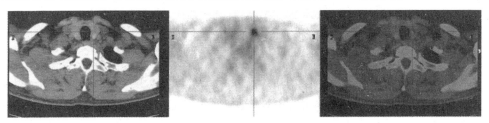

图 7-7　甲状腺乳头状瘤（左）

炎症：各种原因（如手术、放疗或感染）等引起的急性炎症、以肉芽组织增生为主的炎症如结节病，真菌性疾病或结核性疾病等；以及由于免疫异常等所致的慢性炎症疾病如溃疡性结肠炎、全身淋巴结病等在^{18}F - FDG PET/CT 图像中也可表现较高的显像剂摄取。这些炎症性疾病由于与恶性肿瘤具有相类似的结构性改变和代谢改变，有时很难通过^{18}F - FDG PET/CT 以鉴别，常需要结合患者的具体病史、实验室检查甚至是组织病理学表现联合诊断（如图 7-8 所示）。

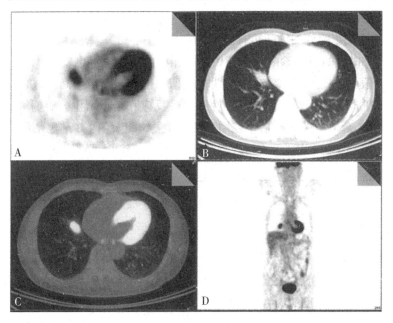

图 7-8　右肺中叶炎症

第二节 其他正电子药物 PET 显像

一、核苷酸代谢显像

较常用的核酸类代谢显像剂包括 ^{11}C – 胸腺嘧啶（^{11}C – TdR）和 ^{18}F – 氟胸腺嘧啶（3′– deoxy – 3′– F – fluorothymidine, ^{18}F – FLT）。这类显像剂能参与核酸的合成，可反映细胞分裂繁殖速度。

^{18}F – FLT（3′– 脱氧 –3′– ^{18}F – 氟代胸腺嘧啶）是一种胸腺嘧啶类似物，能够和胸腺嘧啶一样进入细胞内，并被细胞质内的人胸腺激酶 – 1（thymidine kinase – 1, TK – 1）磷酸化，但由于 3 端氟原子的置换，其磷酸化后的代谢产物不能进一步参与 DNA 的合成，也不能通过细胞膜返回到组织液而滞留在细胞内，因而有利于肿瘤显像。^{18}F – FLT 是 TK – 1 的底物，其摄取依赖于 TK – 1 的活性，因此可进行细胞增殖显像，能较准确地评估肿瘤细胞 DNA 的合成和细胞增殖活性。一组恶性淋巴瘤显像发现，大部分患者的肿瘤 SUV 值与其增殖指数密切相关，说明 ^{18}F – FLT 不仅可以用于恶性淋巴瘤的诊断和分期，而且同时可以评价肿瘤的增殖性。

^{18}F – FLT 是具有应用前景的肿瘤 PET 显像剂，可用于对肿瘤进行良恶性鉴别、疗效评估和预后判断。有学者应用 ^{18}F – FDG、^{18}F – FLT 及 ^{11}C – 蛋氨酸三种 PET 显像剂研究在肿瘤放疗后残余病灶局部复发中的价值。结果发现胸腺嘧啶及蛋氨酸主要被存活癌细胞摄取，而 ^{18}F – FDG 同时还被梗死灶中的巨噬细胞摄取，说明肿瘤放疗后残余病灶中若存在大片梗死区时，^{18}F – FLT 和 ^{11}C – 蛋氨酸比 ^{18}F – FDG 可以更好地评价局部复发。^{18}F – FLT 较 ^{18}F – FDG 在炎性病灶中聚集更少，这有利于 ^{18}F – FLT 显像时肿瘤与炎症的鉴别诊断；许多临床经验报道 ^{18}F – FLT 在帮助鉴别 ^{18}F – FDG 的假阳性显像中有重要价值。

^{18}F – FLT 在脑胶质瘤的诊断和分级中有重要意义。研究表明：^{18}F – FLT 在无侵袭性的胶质瘤分级方面优于 ^{11}C – MET，但可能并不适用于复发的低级别胶质瘤的评估和诊断。^{18}F – FLT 可特异性的被增殖组织摄取，而成人的脑细胞或炎症组织分裂增殖活性低，摄取 ^{18}F – FLT 较低，所以可用于鉴别脑胶质瘤放疗后

的炎症和肿瘤复发。在预测胶质瘤临床疗效的研究中发现，复发的高级别胶质瘤经治疗后的疗效及生存率可通过^{18}F – FLT PET 的标准化摄取值（SUV）的变化情况进行评价。吕格尔等研究发现，^{18}F – FLT 的摄取于肿瘤基因表达有关，且其在治疗后早期（3 天）即可进行评估，有助于早期预测及评价治疗疗效。

^{18}F – FLT 对非小细胞肺癌的诊断很有价值。国内多中心研究发现，^{18}F – FLT 特异性较高、假阳性较低，提示在 NSCLC 的鉴别诊断及分期中具有相应的优势。但也发现^{18}F – FLT 仍有 6.5% 的患者淋巴结存在假阳性（分期过高）。^{18}F – FLT 产生假阳性的原因目前尚不清楚。病理检查显示在^{18}F – FLT PET/CT 产生假阳性的淋巴结内存在炎性反应和组织增生。有研究显示，^{18}F – FLT 的摄取与活跃的 DNA 合成有关。包括正在增殖的微生物，淋巴结内 B 淋巴细胞以及良性结节内的巨噬细胞也存在 FLT 的高摄取。因此，^{18}F – FLT 的敏感性较低、假阴性较高以及存在非肿瘤性摄取，故其在 NSCLC 的诊断与分期中不能取代^{18}F – FDG。

二、乙酸盐代谢显像

^{11}C 标记的乙酸（^{11}C – acetate）最早被用于心脏有氧代谢研究和肾脏疾病的研究，目前则较多的应用于肿瘤显像。人们对肿瘤组织摄取^{11}C – acetate 的确切机制尚不十分清楚，目前认为乙酸盐可以进入肿瘤组织的脂质池中，进行低氧代谢以及脂质高合成，肿瘤组织中的浓聚可能与肿瘤组织中脂肪合成增加有关，细胞摄取乙酸盐的量与脂肪合成与磷脂酶形成呈正相关，当肿瘤细胞生长旺盛时，其细胞内的脂肪代谢活跃。还有研究者认为肿瘤摄取乙酸盐主要参与到三羧酸代谢循环中，反映细胞内有氧代谢情况。

有研究者对原发性前列腺癌患者进行了^{11}C – acetate 和^{18}F – FDG 双核素显像的对比研究（22 例接受^{11}C – acetate 显像，其中 18 例接受^{18}F – FDG 显像），结果发现 22 例原发性前列腺癌患者中所有人的原发肿瘤都出现^{11}C – acetate 的浓聚，而^{18}F – FDG 仅检出了 18 例患者中的 15 例。^{11}C – acetate 同时发现了盆腔内所有转移淋巴结以及绝大部分远处骨转移灶，而^{18}F – FDG 的检出率明显较低。此外，研究也同时发现，FDG 的摄取与肿瘤分期相关，但乙酸盐的摄取多少与肿瘤临床分期并无直接关系。但是，也有研究者认为^{11}C – acetate 在鉴别前列腺良性增生与恶性病变方面存在较大局限，因为良性增生的前列腺也可能明显浓聚^{11}C – acetate。此后，奥雅马等探讨了^{11}C – acetate PET 显像在检测前列腺癌治疗后复发方面的价值，所有 46 例研究对象均为接受治疗后怀疑有复发的前列腺癌患者，比较^{11}C – acetate 和^{18}F – FDG 的诊断价值。结果显示：46 例受检者中有 27 例（59%）的^{11}C – acetate 结果为阳性，而^{18}F – FDG 仅有 8 例为阳性（17%）。根据影像学检查或活检证实或高度怀疑复发的患者中，14 例（30%）^{11}C – acetate 显像结果为阳性，而^{18}F – FDG 为阳性的仅有 4 例（9%）；在血清 PSA >3ng/mL 的 22 例患者中，^{11}C – acetate 有 13 例（59%）为阳性，而血清 PSA ≤3ng/mL 的 24 例患者中，只有 1 例（4%）的^{11}C – acetate 为阳性。上述研究结果显示，在检测前列腺癌复发中，^{11}C – acetate 显像的敏感性要明显高于^{18}F – FDG。除了在前列腺癌外，^{11}C – acetate 也可用于其他肿瘤显像，包括脑膜瘤、脑胶质瘤、鼻咽癌、肝癌、淋巴瘤、肺癌、结肠癌、卵巢癌和肾细胞癌等，但其诊断的价值尚需进一步研究证实。

由于^{18}F 具有较好的物理特性、更易于临床使用，近年来，人们开始进行^{18}F 标记乙酸盐的研究。^{18}F – acetate 在动物（前列腺癌模型大鼠）体内的生物学分布研究显示在注射药物 30 分钟后靶本底比值要高于^{11}C – acetate，^{18}F – acetate 所获得的图像质量要优于^{11}C – acetate 图像，两种显像剂在肝细胞肝癌患者诊断的敏感性和特异性均明显高于 CT 检查。

三、乏氧代谢显像

肿瘤乏氧显像在实体瘤中普遍存在，被认为是肿瘤进展及对治疗不敏感的关键因素。乏氧可通过诱导肿瘤产生乏氧诱导因子激活肿瘤细胞一系列基因、蛋白的合成和表达，如红细胞生成素、血管内皮生长因子、糖酵解过程中的特异性酶如乳酸脱氢酶 A、葡萄糖转运蛋白 – 1，p53 以及编码诱导一氧化氮氧化合成酶和黄素氧化酶等，调控肿瘤细胞的生长、代谢、增殖、肿瘤血管生成、侵袭和转移，使肿瘤细胞在适应乏氧微环境的同时也具有独特的生物学行为。肿瘤的氧合状况是预测肿瘤疗效及评估肿瘤生物学行为的关键因子。

1. 硝基咪唑类显像剂。^{18}F – fluoromisonidazole（^{18}F – FMISO）是硝基咪唑衍生的显像剂，在 PET 显像中研究最为广泛，也是最先用于人体肿瘤乏氧检测的显像剂。乏氧细胞还原能力强,当具有电子亲和力的硝基咪唑主动扩散透过细胞脂膜,在细胞内硝基还原酶作用下,硝基被还原,还原产物与大分子物质不可逆结合,从而滞留在组织内。在正常氧水平下,硝基咪唑还原后立即被氧化复原成初始状态。^{18}F – FMISO 具有较高的乏氧特异性,在乏氧细胞中的结合率为正常含氧细胞的 28 倍。^{18}F – FMISO 在动物体内的生物学分布,以小肠、肝脏、肾脏较高,% ID/g 值分别为 0.4%,0.35%,0.33%,而在血液、脾、心脏、肺、肌肉、骨和脑组织中较低。

埃施曼等对 26 例头颈部肿瘤和 14 例非小细胞肺癌并接受放疗的患者注射^{18}F – FMISO 后进行 15 分钟的动态采集和静态 PET 扫描,并随访 1 年。结果提示药物积聚型曲线、4 小时最大 SUV 值及高肿瘤/肌肉(T/Mu)或肿瘤/纵隔(T/Me)比值预示局部肿瘤易复发,肿瘤组织的 FMISO 动力学行为可预估肿瘤的复发情况。

目前此类化合物还有^{18}F – fluoroazomycin arabinoside(FAZA),^{18}F – fluoroetanidazole(FETA),124I – iodo – azomycin – galactoside(IAZG)等,有望成为新的乏氧显像剂。

2. 64Cu – ATSM 显像剂。具有代表性的为 64Cu – ATSM。尽管 Cu – ATSM(diacety – bis – N4 – methylthiosenicarbazone)在细胞中潴留的机制不像 FMISO 那样清楚,但因其有较长的半衰期而应用于临床。Cu – ATSM 有着较高的膜通透性,故其摄取和洗脱较快,在注射后 20 分钟即可显像。

小动物肿瘤模型体内实验证实,Cu – ATSM 的摄取与氧分压呈正相关,当氧分压从(28.61 ± 8.74)mmHg 降到(20.81 ± 7.54)mmHg,Cu – ATSM 的摄取明显增加 35%,而当氧分压升至(45.88 ± 15.9)mmHg,Cu – ATSM 的摄取下降至对照组的 48%。在放射性活度曲线中,显示其乏氧组织中的显像剂潴留明显高于正常氧合组织。

德迈希提等先后对 14 例宫颈癌和 19 例非小细胞肺癌患者在开始治疗前进行^{60}Cu – ATSMPET 显像,预估肿瘤的治疗反应。结果显示,^{60}Cu – ATSM 乏氧显像可提供关于肿瘤的氧合状况从而预估肿瘤的生物学行为,预测治疗效果及患者预后。

四、氨基酸代谢显像

氨基酸参与蛋白质的合成、转运和调控，体内蛋白质合成的异常与多种肿瘤及神经精神疾病有关。恶性肿瘤细胞的氨基酸转运增强，这可能与细胞表面发生某种特殊变化有关。细胞恶变需要获得并且有效利用营养成分以维持其能量、蛋白质合成和细胞分裂，因此，氨基酸需求增加很可能是导致氨基酸转运增加的一个非特异性原因。蛋白质代谢中的两个主要步骤是氨基酸摄取和蛋白质合成。细胞恶变后，氨基酸转运率的增加可能比蛋白质合成增加更多，因为不少过程是作用于氨基酸转运而不是蛋白质合成，包括转氨基和甲基化作用。目前，较常用的有 L – 甲基 – ^{11}C – 蛋氨酸（^{11}C – methionine, ^{11}C – MET），此外，L – 1 – ^{11}C – 亮氨酸、L – ^{11}C – 酪氨酸、L – ^{11}C – 苯丙氨酸、L – 1 – ^{11}C – 蛋氨酸、L – 2 – ^{18}F – 酪氨酸、O – （2 – ^{18}F – 氟代乙基）– L – 酪氨酸（FET）、L – 6 – ^{18}F – 氟代多巴（^{18}F – FDOPA）、L – 4 – ^{18}F – 苯丙氨酸、^{11}C – 氨基异丙氨酸及 ^{13}N – 谷氨酸等也有应用。

1. ^{11}C – 蛋氨酸（^{11}C – MET）。^{11}C – MET 是氨基酸类化合物作为示踪剂用于 PET 显像的典型代表，能够在活体反映氨基酸的转运、代谢和蛋白质的合成。肿瘤细胞合成蛋白质作用增强，所有转运和利用氨基酸的能量增强；肿瘤组织摄取 ^{11}C – MET 与恶性程度相关并明显高于正常组织，而且肿瘤细胞对蛋氨酸的摄取具有分子立体结构特异性，摄取 L – 蛋氨酸明显高于 D – 蛋氨酸。而某些肿瘤细胞转甲基通道（transmethylation pathways）活性增强，这是使用 ^{11}C – L – 蛋氨酸作为亲肿瘤显像剂的另一重要理论基础。^{11}C – MET 进入体内后在体内转运，可能参与体内蛋白质的合成，或转化为 5 – 腺苷蛋氨酸作为甲基的供体。正常生理分布主要见于胰腺、唾液腺、肝脏和肾脏。^{11}C – MET 的时间 – 放射性曲线表明，静脉注射后 5 分钟左右，正常脑组织和肿瘤组织就能迅速摄取 MET，并且脑肿瘤组织标准化摄取值（SUV）明显高于正常组织，注射后 10 分钟，肿瘤 SUV 达到峰值，且稳定保持在高水平上。由于 ^{11}C – MET 的摄取、达到平衡和清除较快，临床显像在静脉注射后 1 小时内完成效果较为理想。目前主要用于脑肿瘤、头颈部肿瘤、淋巴瘤和肺癌等肿瘤的诊断。特别在鉴别脑肿瘤的良恶性、肿瘤复发、勾画肿瘤的浸润范围、早期评价治疗效果等有其特定的临床价值。

2.^{18}F－酪氨酸（^{18}F－FET）。^{18}F－FET是一种人工合成的酪氨酸类似物，不会被进一步代谢和掺入蛋白质，但恶性细胞中增加的氨基酸转运同样可以体现组织中增加的氨基酸需求，因此其可以进入代谢旺盛的肿瘤组织，作为有效的肿瘤显像剂。与^{18}F－FDG相比，^{18}F－FET的优点是：脑肿瘤组织与周围正常组织的放射性比值高，肿瘤边界清楚，图像清晰，更易辨认；肿瘤组织与炎症部位或其他糖代谢旺盛的病灶更易鉴别。

五、胆碱显像

细胞中普遍存在磷酸胆碱反应，血液中的胆碱被细胞摄取后可以有不同的代谢途径，如参与氧化反应、参与神经递质的合成，参与磷酸化反应等。在肿瘤细胞内胆碱参与磷脂代谢，由于肿瘤细胞具有短倍增时间、代谢旺盛的特点，因此肿瘤细胞膜的合成同样也是比正常细胞快。^{11}C－胆碱（^{11}C－choline）在肿瘤细胞内的代谢最终产物磷脂胆碱是细胞膜的重要组成成分，故肿瘤细胞摄取^{11}C－胆碱的速率可以直接反映肿瘤细胞膜的合成速率，成为评价肿瘤细胞增殖的指标。

^{11}C－胆碱显像在脑皮质、纵隔、心肌及盆腔内本底干扰很小，因此对于这些部位的肿瘤病灶显示要比^{18}F－FDG具有很大的优越性。在对脑肿瘤和前列腺癌的诊断中具有很高的特异性，明显克服了^{18}F－FDG的不足，但是^{11}C的短半衰期、无法进行远距离运输，只有具备回旋加速器及相应合成装置的PET/CT中心才能使用^{11}C－胆碱。近年来，^{18}F－胆碱（^{18}F－choline）正在临床试用，如^{18}F－氟代甲基胆碱、^{18}F－氟代乙基胆碱及^{18}F－氟代丙基胆碱等。

第三节　^{18}F－FDG PET/CT 在肿瘤诊断中的应用

基于大部分肿瘤细胞均具有糖酵解水平增加的特征性表现，^{18}F－FDG PET/CT对于大部分恶性肿瘤均具有较高的鉴别诊断价值。但由于^{18}F－FDG PET/CT在各种肿瘤病理类型中的灵敏度和特异性差异，在具体肿瘤的临床实践中如何有效地应用^{18}F－FDG PET/CT技术，尚需要在实践的过程中不断总结。

一、肺癌

肺癌是全世界目前发病率和死亡率最高的恶性肿瘤。我国第三次居民死亡原因调查结果显示，肺癌死亡率在过去30年间上升了46.5%。肺癌的常见症状包括咳嗽、呼吸困难、体质量下降和胸痛。根据肺癌细胞在显微镜下组织学上的大小和外观，肺癌主要分为"小细胞肺癌"（16.8%）和"非小细胞肺癌（NSCLC）"（80.4%）。

NSCLC治疗的常用手段主要包括手术、放疗、化疗及生物治疗等。单独或联合使用这些手段的依据主要是参考临床分期。准确分期有助于为患者制订正确的治疗方案和提供预后信息。目前国际上对NSCLC所采用的统一分期方法为1997年美国癌症联合会（American Joint Committee on Cancer，AJCC）和国际抗癌联盟（International Union Against Cancer，UICC）联合修订的TNM分期系统。统计资料显示，患者的5年生存率I期为47%；II期26%；III期8.4%；IV期0.61%。

（一）肺孤立性节结的良、恶性鉴别

肺孤立性结节（solitary pulmonary nodule，SPN）是指不伴有肺门和纵隔淋巴结肿大、肺不张或肺炎的肺实质内圆形或椭圆形致密影，直径小于等于3cm。直径<1 cm者一般称为小结节，而直径>3 cm的称为肿块（mass）。恶性肿瘤及其他肺内良性病变如结核瘤、炎性假瘤、球形肺炎、机化性肺炎、真菌感染、细支气管囊肿、动静脉畸形、血管瘤、圆形肺不张等均可表现为肺孤立性结节。早期明确鉴别肺孤立性结节的良、恶性质对于临床决策至关重要，一方面可以使肺癌患者赢得治疗时机，及时进行手术及其他有效治疗，延长患者的生存时间和提高生存质量；另一方面可以减少不必要的开胸手术，降低患者的治疗痛苦和不必要的医疗费用，这无疑对临床具有重要的实用意义。

侵入性检查获取病理学依据仍是肺内病变定性的"金标准"。这些侵入性检查主要包括纤支镜活检、CT引导下肺穿刺吸取活检、胸腔镜和开胸切除术。资料报道，纤支镜活检灵敏度约为79%，CT引导下肺穿刺活检灵敏度和特异度分别为98%和92%。其主要缺陷在于创伤性及组织活检取材困难等限制。

高分辨CT能清晰显示肺内病灶及周围组织的细微结构，是目前鉴别肺孤立

结节病变良恶性的主要影像学依据。资料显示，小于 3 mm 的 SPN 恶性肿瘤概率仅为 0.2%；4~7 mm 的 SPN 恶性肿瘤概率 0.9%；8~20 mm 的 SPN 恶性肿瘤概率约 18%；大于 20 mm 的 SPN 恶性肿瘤概率约 50%。结节中央钙化、弥漫性钙化和爆米花样钙化一般被认为是良性表现；边缘毛糙、毛刺、细支气管充气征、血管聚集征、胸膜凹陷征等通常被认为是典型恶性征象。结节的倍增时间也被认为是鉴别孤立性结节良恶性的参考依据，恶性 SPN 的体积倍增时间通常为 30~400 天；随访超过 2 年结节仍无明显增大，诊断良性的概率可达90%。另外，增强前后 CT 值的改变也有助于肺内结节的定性。通常，结节中央增强 CT 值 <15 HU 认为良性，增强 CT 值 >25 HU 认为恶性。肺结节中有部分病灶可呈现磨玻璃样改变，在形态学上的良、恶性征象很不典型故很难定性。根据一份筛查研究显示，有 20% 的肺结节可表现为磨玻璃样改变，且此类结节的恶性发生率远远高于实性结节。这类结节的恶性病理类型不同于实性结节，通常为单纯的细支气管肺泡癌或腺癌合并细支气管肺泡癌。

^{18}F – FDG PET 在非小细胞肺癌中的临床诊断价值已经毋庸置疑。费舍尔等通过荟萃分析总结的 55 个诊断研究显示，^{18}F – FDG PET 诊断非小细胞肺癌的平均灵敏度、特异度分别达到 96% 和 78%。巴杰等汇总报道双时相 ^{18}F – FDG PET 在非孤立性结节的诊断效率。总计 816 例患者，890 个肺结节。双时相延迟显像 ^{18}F – FDG PET 诊断非孤立性结节总的灵敏度 85%、特异度 77%。另外有研究认为，^{18}F – FDG PET/CT 应该选择性应用在具有 10%~60% 概率可能为恶性肿瘤或高度怀疑恶性拟进行手术的肺孤立性结节患者中（如图 7-9 所示）。

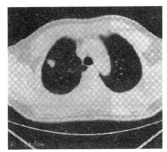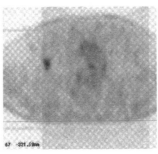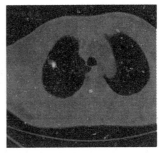

图 7-9　右肺孤立性结节，术后病理为肺泡癌

由于 PET 分辨率限制及部分容积效应，小结节（<1 cm）可呈现假阴性诊

断结果；原发性肺类癌和支气管肺泡细胞癌摄取^{18}F-FDG常较低，呈现假阴性诊断结果（如图7-10所示）；结核性肺炎、隐球菌病、组织胞浆菌病和曲霉病等感染性疾病形成的孤立性节结可呈高摄取^{18}F-FDG，导致假阳性诊断结果（如图7-11所示）。因此，在应用^{18}F-FDG PET/CT鉴别肺孤立性结节时，应该有机结合高分辨CT的形态学表现，对难以诊断、具有高摄取^{18}F-FDG的肺孤立性结节，必要时仍应通过创伤性检查获取病理明确诊断。

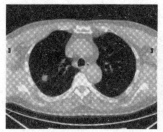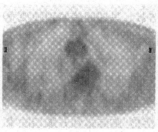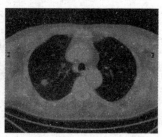

图7-10　（右）肺孤立性结节为肺泡细胞痛

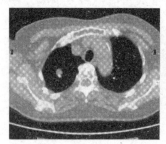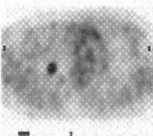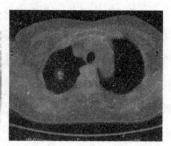

图7-11　肺孤立性结节为肺结核

（二）临床分期

原发性肺癌的TNM分期结果是临床治疗决策和预后评估的直接依据。其中，Ⅰ、Ⅱ期患者无手术禁忌者应首选手术治疗；ⅢA期NSCLC患者在可切除的N2期中应采用手术和放、化疗的综合治疗，而对不能手术切除的N2期及ⅢB患者，放疗及化疗的综合治疗为首选方案，但对于T4N0的患者可采用包括手术的综合治疗；Ⅳ期NSCLC患者则在可耐受者中首选系统性的全身化疗及生物靶向治疗。^{18}F-FDG PET/CT是肺小细胞肺癌临床分期最有效的影像诊断技术（如图7-12所示）。

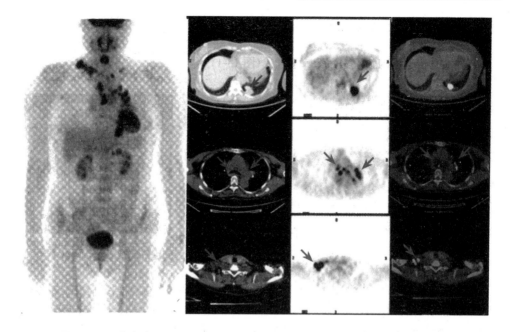

图7-12 肺癌伴纵隔淋巴结转移、右锁骨上淋巴结转移（ⅢB）箭示病灶

1. T分期。手术是治愈非小细胞肺癌最有效的手段。原发病灶侵犯胸膜、纵隔和大血管均可能导致手术失败。^{18}F-FDG PET/CT融合图像能更清楚显示病灶大小及周围组织侵犯情况，对术前准确判断T分期、评估手术切除范围及手术难度有很大帮助。伴有胸壁侵犯的非小细胞肺癌在T分期中定义为T_3，手术治疗可以完全切除原发灶及相邻被侵犯的胸壁；但对于心肺储备功能较差的患者，如果具有胸壁侵犯，一般不建议进行扩大根治手术。^{18}F-FDG PET/CT可以根据CT的精确定位及^{18}F-FDG摄取的范围，精确地显示肿瘤是否侵犯胸壁，避免不必要的手术。^{18}F-FDG PET/CT也能准确地提供纵隔是否侵犯的信息。但需要注意的是，在^{18}F-FDG PET/CT图像中，被侵犯的纵隔结构与相邻的肿瘤组织往往很难区分。另外，^{18}F-FDG PET/CT判断原发肿瘤伴阻塞性炎症和肺不张时也有明显优势，在放射治疗中显得尤为重要。资料显示，通过^{18}F-FDG PET/CT可以改变近30%~40%肺癌患者的照射视野。

2. N分期。纵隔淋巴结的定性对于非小细胞肺癌的临床决策是必需的。转移至同侧纵隔和（或）隆嵴下淋巴结（N2）的肺癌患者一般均可以选择手术治疗；而转移至对侧纵隔、对侧肺门淋巴结，同侧或对侧斜角肌或锁骨上淋巴结

（N3）的患者则不是手术的适应证。

CT、MRI 等形态学影像对纵隔淋巴结的定性存在很大限制。这些显像技术往往基于淋巴结的大小来评价其性质，但淋巴结的良恶性与其大小缺乏良好相关性。正常大小的淋巴结中往往已有肿瘤转移，而临床发现 30% ~ 40% 直径超过 1 cm 的淋巴结却无转移。资料显示，CT 探测淋巴结转移的敏感性和特异性 60% ~ 70%，也就是说有 30% ~ 40% 的患者被 CT 误诊为转移淋巴结或漏掉转移性淋巴结。

^{18}F – FDG PET/CT 已经成为纵隔淋巴结分期的标准影像技术。^{18}F – FDG PET/CT 甚至可以定性小于 1 cm 的转移性淋巴结。比利姆等通过荟萃分析系统比较了 PET 和 CT 在探测纵隔淋巴结转移中的价值。总共 570 例肺癌患者，^{18}F – FDC PET/CT 对分期的准确性为 88%，而 CT 的准确性仅为 67%；^{18}F – FDG PET/CT 和 CT 的风险比（OR）为 3.91，意味着 ^{18}F – FDG PET/CT 对临床分期的准确性是 CT 的 3.91 倍；两者 NNT 为 5，意味着使用 5 次 ^{18}F – FDG PET/CT 可以增加 1 次临床分期准确性。基于 ^{18}F – FDG PET 在肺癌临床分期中的肯定价值，非小细胞肺癌临床实践指南（NCCN）已经将 ^{18}F – FDG PET/CT 显像作为肺癌临床分期检查非创伤性检查方法之一，认为 ^{18}F – FDG PET/CT 显像可以对非小细胞肺癌进行更准确的分期（包括 I a 期病例）。然而，由于炎性纵隔淋巴结可以高摄取 ^{18}F – FDG，引起假阳性；具有微转移的正常大小淋巴结可出现假阴性结果。在实践中，必要时仍然需要通过纵隔镜等创伤性检查获取具有高摄取 ^{18}F – FDG 的纵隔淋巴结行病理检查确诊。另外，术前诱导性化疗也可以影响 ^{18}F – FDG PET/CT 对纵隔淋巴结的定性结果；当需要进行手术前再分期时，最好能够间隔 4 ~ 8 周以上。

3. M 分期。非小细胞肺癌最容易远处转移至肝脏、肾脏、骨和脑。^{18}F – FDG PET/CT 于探测除脑转移之外的其他转移灶具有 CT 和 MRI 不可比拟的优势。资料显示，^{18}F – FDG PET/CT 探测远处转移的灵敏度、特异性和准确度分别可达 94%、97% 和 96%；改变了将近 20% 肺癌患者的治疗决策。

（三）肺癌复发病灶的诊断

非小细胞肺癌经积极治疗后，5 年生存率仍然很低，其主要原因就在于手术或放疗后残留或复发。鉴别残留或复发在临床上十分重要，但也有相当的难度。肺癌患者经治疗后，有两种可能：①治疗有效，病灶局部纤维化。②效果不佳，肿瘤持续存在或复发。两种情况在 CT 上的表现难以区别，甚至需要进行有创活检；然而这不仅并发症高，而且有时由于采样时技术上的原因，并非总能找到理想的标本组织，出现假阴性的病理诊断。^{18}F – FDG PET/CT 对于非小细胞肺癌治疗后残留或复发的鉴别具有较高的应用价值。而且，^{18}F – FDG PET/CT 还可以引导活检找到有价值的组织标本，避免假阴性的病理诊断。资料显示，^{18}F – FDG PET/CT 探测非小细胞肺癌复发的敏感性达 97.1%，特异性为 100%。由于手术治疗后愈合过程及放疗后炎症对^{18}F – FDG 摄取的影响，应用^{18}F – FDG PET/CT 进行残留或复发探测时，最好在治疗完成后间隔 2 个月左右进行。

二、乳腺癌

乳腺癌是女性最常见的恶性肿瘤。每年全球新发女性乳腺癌病例达 1 150 000 例，占全部女性恶性肿瘤发病的 23%；死亡 410 000 例，占所有女性恶性肿瘤死亡的 14%。中国每年女性乳腺癌新发病例 12.6 万，位居女性恶性肿瘤第一位；中国每年女性乳腺癌死亡 3.7 万，是仅次于肺癌的第二位癌症死亡原因。

乳腺癌的治疗手段主要包括对局部病灶行手术治疗、放疗或两者联合治疗。对全身性疾病进行细胞毒化疗、内分泌治疗或以上手段的联合应用。治疗方案选择和预后与肿瘤临床分期密切相关。目前临床分期主要参照 2003 年 AJCC 发布的新 TNM 分类与分期方案。统计资料显示，Ⅰ期乳腺的 20 年生存率达 75% 以上，Ⅲ期仅 8%。

（一）乳腺肿块的鉴别

判断乳腺肿块的性质是早期发现乳腺癌的关键步骤，是提高乳腺癌患者治愈率，增加乳腺癌患者生存率的关键措施。乳腺肿物病理活检是诊断乳腺肿块性质的直接证据，最常用的是超声成像及 X 线立体定位两种影像引导下介入方法。其缺陷主要是存在创伤性和假阴性率高，并不适宜作为早期筛查手段。

乳腺 X 线摄影是筛查和诊断乳腺肿瘤最有效也是应用最广泛的影像技术。乳腺癌 X 线摄影常常表现为形态不规则，有毛刺，密度高且不均匀，簇状钙化，影像中所见大小明显小于触诊大小。乳腺导管造影中导管不规则及充盈缺损。

90%的原位癌以及60%的浸润癌均可以表现出微钙化。乳腺X线摄影探测乳腺癌的敏感性可达60%~90%，但由于80%的钙化表现为良性改变，导致假阳性高，特异性低。超声成像经济、简便，鉴别囊、实性的诊断准确率达98%~100%。但存在的最大局限性是微小钙化的检出率低，常难以检出导管内原位癌和以导管内原位癌为主的微小浸润癌，因此一般并不适合作为乳腺癌的筛查，而主要作为乳腺摄影术最重要的补充和排除性影像方法。乳腺MRI不受乳腺致密度的影响，目前应用越来越广泛。资料显示，乳腺MRI探测乳腺癌的灵敏度可达95%~100%，特别是对于具有致密密度的年轻乳腺癌患者，其价值超过乳腺X线造影术。大多数乳腺癌增强后明显强化，显示"速升速降"或"速升-平台-缓降"型。但由于部分良性肿瘤造成假阳性结果，特异性偏低，资料显示其特异性在37%~97%。

^{18}F-FDG PET/CT显像可以通过提供乳腺肿块葡萄糖摄取的信息，帮助诊断和鉴别诊断乳腺肿块。特别是对经X线检查或超声检查仍难以确诊的疑似乳腺癌病灶，^{18}F-FDG PET/CT可提供有价值的代谢信息，减少或避免无谓的创伤性组织活检。大部分乳腺癌均表现为局灶性^{18}F-FDG摄取增高。导管癌^{18}F-FDG的摄取明显高于小叶癌；恶性程度较高的Ⅲ级乳腺癌^{18}F-FDG摄取明显高于恶性程度稍低的Ⅰ、Ⅱ级乳腺癌。原位癌、分化良好的癌以及浸润性小叶癌等可能会出现假阴性结果。部分乳腺纤维瘤及乳腺小叶增生也可以高摄取^{18}F-FDG，呈现假阳性结果。因此，对于临床鉴别困难，^{18}F-FDG摄取增高的孤立性乳腺肿块仍应进行组织活检。资料显示，^{18}F-FDG PET/CT在探测乳腺肿块的敏感性可达89.5%~96%，特异性75%~100%（如图7-13所示）。

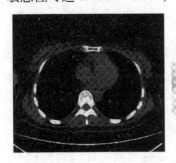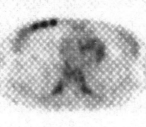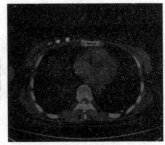

图7-13　乳腺癌（右侧）

由于^{18}F – FDG PET/CT 受分辨率限制,对小病灶的检出敏感性较低。乳腺专用 PET 可以改善对乳腺癌病灶的检出率。卡尔达雷拉等荟萃分析了 8 项公开发表的研究,共含 873 例可疑乳腺癌患者,乳腺专用 PET 的灵敏性、特异度分别为 85%、79%。但对于小于 10 mm 的乳腺肿块,包括乳腺专用 PET 的灵敏性也只有 86%,阳性预测率 90%,特异性仅为 33%,阴性预测率为 25%。因此,^{18}F – FDG PET/CT 目前并不推荐作为乳腺癌早期筛查的手段。

（二）临床分期

1. 腋窝淋巴结转移的探测。在乳腺癌患者中,对涉及的腋窝淋巴结的探测是很关键的。腋窝是乳腺淋巴引流最重要的途径,大约收纳乳腺淋巴的 75%。资料显示,有临床症状就诊而检出的乳腺癌患者,首诊时腋窝淋巴结的转移率高达 50% ~60%。常规腋窝淋巴结清扫一直作为乳腺癌根治术的一个标准手术方式。但临床实践也发现腋窝淋巴结阴性的患者近 70% 的早期乳腺癌患者（特别是 pT1 的患者）不能从中获得效益,反而承受不必要的经济花费及上肢淋巴水肿（发生率约 12%）、上肢功能障碍等并发症。因此,准确探测腋窝淋巴结转移对于手术决策至关重要。

^{18}F – FDG PET/CT 并不宜作为早期乳腺癌腋窝淋巴结的常规探测技术。由于分辨率限制,^{18}F – FDG PET/CT 并不能探测到较小和较少的腋窝淋巴结转移;如果 PET 显像结果是阴性,通常并不能完全取代前哨淋巴结或腋窝淋巴结的清扫手术。资料报道,^{18}F – FDG PET/CT 探测 pT1 或 pT2 乳腺癌腋窝淋巴结转移的敏感性、特异性、阳性预测率、阴性预测率分别为 61%、80%、62% 和 79%。目前,通过应用 99mTc – 硫胶体或染料显示前哨淋巴结进行手术切除探测仍然是判断乳腺癌腋窝淋巴结转移（特别是 pT1 的患者）的标准临床处理路径。

^{18}F – FDG PET/CT 对于原发灶直径大小为 21 ~50 mm 的腋窝淋巴结转移灶具有较高的探测敏感性,而对于小于 10 mm 的腋窝淋巴结转移灶则具有较高的特异性。资料显示,直径在 50 mm 左右的乳腺癌,^{18}F – FDG PET 探测腋窝淋巴结转移的敏感性、特异性和准确性分别为 94.4%、86.3% 和 89.8%。另一资料也发现,^{18}F – FDG PET 诊断腋窝淋巴结转移的敏感性、特异性和准确性分别为 85%、91% 和 89%。其中 0 期患者中,其敏感性、特异性和准确性分别为 70%、92% 和 86%;N1a:85.5%、100% 和 95%;N1b ~N2 中,敏感性、特异

性和准确性分别为 100%、67% 和 87%（如图 7 – 14 所示）。

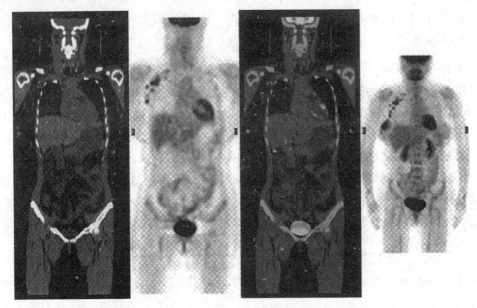

图 7 – 14　乳腺癌伴腋窝淋巴结转移

2. 其他淋巴结转移。^{18}F – FDG PET 可以克服常规方法通常不能检测出的一些区域淋巴结转移，改变乳腺癌患者的分期和临床决策。尤班克对 73 例乳腺癌怀疑具有纵隔和乳腺内侧淋巴结复发和转移的患者进行常规 CT 和 ^{18}F – FDG PET 显像研究，并进行比较。结果发现 ^{18}F – FDG PET 显像发现了 40% 患者具有异常纵隔和乳腺内侧淋巴结转移病灶，而 CT 仅发现了 23% 患者具有转移。而在 33 例经随访和活检确诊的患者中，发现 ^{18}F – FDG PET 探测的敏感性、特异性和准确性分别为 85%、90% 和 88%，而 CT 探测的敏感性、特异性和准确性分别为 54%、85% 和 73%。

（三）乳腺癌疗效判断

临床实践发现，只有 13% ~26% 的乳腺癌患者在新辅助化疗后能够获得完全病理反应。一项荟萃分析结果总结了 ^{18}F – FDG PET 评价乳腺癌原发灶的新辅助化疗疗效的 16 篇文献，含 786 例患者，PET 的灵敏度为 84%，特异性为 66%，特异性的异质性较大。综上可见 ^{18}F – FDG PET 在乳腺癌疗效预测中具有较高价值，但相对较低的特异性在临床实践中仍需警惕。

（四）乳腺癌局部复发

乳腺癌术后局部复发率为 5%～30%，而Ⅲ期乳腺癌术后局部复发率较高，约为 20%，是乳腺癌治疗失败的重要因素。局部复发往往是发生远处转移的征兆，局部复发后的 5 年生存率仅为 42%～49%。复发肿瘤多位于原发灶附近，以胸壁复发最高，锁骨上次之，腋窝最低。乳腺造影术是早期筛查发现乳腺癌术后局部复发的常规手段；MRI 对于乳腺治疗后瘢痕及复发的鉴别也具有重要临床价值。然而，这些诊断常常因为乳房植入物影响判断。

^{18}F–FDG PET/CT 显像在鉴别乳腺癌患者手术或放疗后局部瘢痕形成与局部复发具有很高的临床应用价值。资料显示，通过全身^{18}F–FDG PET/CT 显像对 27 例乳腺癌术后怀疑复发和转移的患者共 61 个病灶进行探测研究。以患者为基础，^{18}F–FDG PET 准确发现了 17 例患者中 16 例具有复发和转移性病灶，探测敏感性、特异性和精确性分别为 94%、80% 和 89%；以探测病灶为基础，^{18}F–FDG PET 准确发现了 48 个病灶中 46 个确认为复发和转移的病灶，其敏感性、特异性和精确性分别为 96%、85% 和 93%。另一份与 MRI 相对照的资料也显示，^{18}F–FDG PET/CT 鉴别乳腺癌患者手术或放疗后局部瘢痕形成与复发的特异性（94% vs 72%）、准确性（88% vs 84%）均较 MRI 要高，而灵敏性（79% vs 100%）较 MRI 低。因此，鉴于^{18}F–FDG PET/CT 显像在局部瘢痕形成与复发的鉴别能力，^{18}F–FDG PET/CT 可以很好地作为乳腺造影术不能鉴别或仍存在怀疑局部复发的进一步鉴别手段。荟萃分析结果表明，US 和 MRI 特异性最高（0.962 和 0.929）；MRI 和 PET（伴或不伴 CT）敏感性最高（0.95 和 0.953）。US、CT、MRI、SMM 和 PET 的 AUC 分别为 0.925 1、0.859 6、0.971 8、0.938 6 和 0.960 4。而 MRI 和 PET（伴或不伴 CT）两者间的敏感性，特异性及 AUC 均无统计学差异。对各检查方法的 AUC 进行两两对比，结果显示 MRI 及 PET（伴或不伴 CT）的 AUC 均高于 US 和 CT（$P < 0.05$）。研究结果显示：对于可疑复发或转移的乳腺癌病人而言，MRI 和 PET/CT 均为有效的辅助检测手段，考虑经济原因，MRI 优于 PET/CT，但当 MRI 无法确诊或存在禁忌证的情况下（如：起搏器），则可以使用 PET/CT 做进一步检查。

三、恶性淋巴瘤

恶性淋巴瘤是一组起源于淋巴结或其他淋巴组织的恶性肿瘤，可分为霍奇金病（Hodgkin's disease，HD）和非霍奇金淋巴瘤（non – Hodgkin's lymphoma，NHL）两大类。组织学可见淋巴细胞和（或）组织细胞的肿瘤性增生，临床以无痛性淋巴结肿大最为典型，肝脾常肿大，晚期有恶病质、发热及贫血。

恶性淋巴瘤的病理分类方法较复杂，包括国际工作分类法（IWF）、欧美淋巴瘤分类法（REAL 分类）及 WHO 分类法。目前，国际淋巴瘤分类计划确定了13 种最常见的组织类型，这些类型约占美国所有 NHL 的 90%。主要包括弥漫大 B 细胞淋巴瘤（约占 31%），滤泡性淋巴瘤（约占 22%），小淋巴细胞淋巴瘤（约占 6%）、套细胞淋巴瘤（约占 6%）、外周 T 细胞淋巴瘤（约占 6%）、边缘 B 细胞淋巴瘤（约占 6%）及黏膜相关淋巴组织淋巴瘤（约占 5%）等其他少见亚型。这些分类均有助于针对特定类型淋巴瘤确定有效的治疗方案。

恶性淋巴瘤的治疗主要是以化疗、放疗及生物靶向治疗为主的综合治疗。治疗方案选择和预后与淋巴瘤病理类型及临床分期密切相关。临床分期是最重要的预后因素。目前，HD 患者的临床分期主要参照安阿伯分期标准。NHL 由于生物学差异很大，恶性程度不同，安阿伯分期不能满足临床需要，一般还需参考 NCI 制订的用于中 – 高度恶性 NHL 的分期标准。统计资料显示，Ⅰ、Ⅱ、Ⅲ、Ⅳ期 NHL 的 5 年生存率分别为 61.5%、40%、21.6% 和 14.7%。

（一）鉴别诊断

恶性淋巴瘤的诊断主要依赖于淋巴结切除或淋巴结活检术获取病理诊断。凡无明显原因的无痛性淋巴结进行性肿大，且符合恶性淋巴瘤的临床特点时，均应及早切除淋巴结做病理检查。细针穿刺联合其他免疫学技术可以增加诊断的准确性，从而避免进行创伤性的活检。然而，对无体表淋巴结肿大，只有纵隔淋巴结、腹腔、腹膜后淋巴结肿大患者，以及以侵犯结外器官为主的疑似淋巴瘤患者，如何进行有效鉴别，减少手术探查进行病理诊断是十分重要的。

增强 CT 是鉴别和寻找隐匿性淋巴瘤病灶最常用的影像手段，其判断标准主要以淋巴结短径的大小为基础，特异性低。包括单发或多发的淋巴结肿大，各个孤立或融合成团，强化明显。MRI 图像中 T_1 一般呈中 – 低信号，与邻近脂肪有明显对比；T_2 呈中 – 高信号，与邻近脂肪对比较差。

由于[18]F – FDG PET/CT 可提供附加代谢信息，可明显提高对受侵犯淋巴结的鉴别能力。大部分受侵犯的淋巴结均表现为高度摄取[18]F – FDG（如图 7 – 15

所示）。其中绝大部分 HD、弥漫性大 B 细胞性 NHL、T 细胞淋巴瘤、滤泡性淋巴瘤摄取^{18}F‑FDG 增高；部分边缘区淋巴瘤、小淋巴细胞性淋巴瘤及膜相关淋巴组织淋巴瘤可表现为低摄取甚至不摄取^{18}F‑FDG。然而，由于淋巴结结核、结节病和巨大淋巴结增生（Castleman 综合征）等良性疾病及其他恶性肿瘤引起的转移性淋巴结均可引起淋巴结肿大和高^{18}F‑FDG 摄取，因此，对于表现为高^{18}F‑FDG 摄取的肿大淋巴结，必要时仍需手术探查进行病理诊断；而对于表现为低^{18}F‑FDG 摄取的肿大淋巴结，可以采取定期随访的诊断策略。

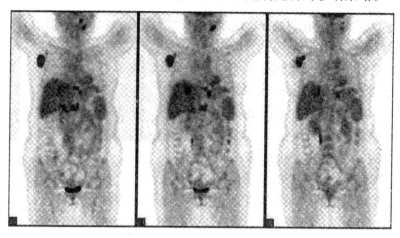

图 7‑15　非霍奇金淋巴瘤

（二）临床分期

临床分期是恶性淋巴瘤最重要的预后因素。准确的临床分期对合理制订治疗计划，判断恶性淋巴瘤患者预后具有重要指导意义。安阿伯分期对 HD 患者具有较好的指导意义，能较好地反映患者的预后。NHL 具有明显的不同于 HD 的生物学行为，安阿伯分期难以确切反映 NHL 患者的预后。目前主要根据年龄、血清乳酸脱氢酶，一般状况、安阿伯分期及结外受侵部位数目制定的国际预后指数（IPI）分为低危组、低中危组、中高危组和高危组。四组的 5 年生存率分别为 73%、51%、43% 和 26%。

目前已经建议将^{18}F‑FDG PET/CT 作为恶性淋巴瘤的初始分期、再分期及疗效随访的标准影像技术。^{18}F‑FDG PET/CT 可以通过"一站式"显像发现全身几乎所有被侵犯的淋巴结和结外器官，包括小于 1 cm 而具有高摄取^{18}F‑FDG

的受侵犯淋巴结。临床资料显示，[18]F – FDG PET/CT 对恶性淋巴瘤分期的准确性较 CT 可以增加 10%~20%，约有 10%~20% 的患者改变了治疗计划。[18]F – FDG PET/CT 也可以通过"一站式"显像灵敏地探测到局灶性的骨髓侵犯。Adams HJ 等的一项基于 955 例 HD 患者的荟萃分析发现，[18]F – FDG PET/CT 对 HD 患者骨髓浸润判断的综合敏感度为 96.9%（95%）、特异度 99.7%（95%），结果显示 PET/CT 基本能替代骨髓活检的作用。

四、食管癌

食管癌是全球第九大恶性疾病。食管癌是发病率差异较大的疾病之一，高发地区和低发地区的发病率相差达 60 倍。我国是食管癌高发国家，每年新增病例达 25 万，占全世界病例数的一半。发生食管癌的高危因素主要包括年龄、男性、高加索人种、特殊的上皮类型、体重指数、胃食管反流和巴雷特食管病史。早期食管癌症状多数很轻微，容易被忽视。典型的临床症状表现为进行性吞咽困难。临床分期主要参照 AJCC/UICC 分期方法。

（一）诊断和鉴别诊断

食管癌的诊断主要依赖于上消化道内镜检查，同时必须有组织病理学确认；内镜下不能观察上消化道的患者应行上消化道的气钡双重造影检查。如果没有肿瘤转移的临床证据，建议做超声内镜检查（有指征也可以做内镜下细针抽吸活检）；如果肿瘤位于相当于气管隆嵴部位或其以上，应行支气管镜检查（包括异常组织的组织学检查和支气管刷检物的细胞学检查）。另外，如果肿瘤位于食管胃连接处，可选择行腹腔镜下肿瘤分期检查。怀疑有转移癌的应该经组织活检确认。

[18]F – FDG PET/CT 对于食管癌具有较高的探测敏感性（如图 7 – 16 所示），其敏感性大约在 83%~96% 之间，但[18]F – FDG PET/CT 很少用于食管癌的鉴别诊断。SUV > 7.0 可以很好地鉴别出具有较低存活率的患者，鳞癌和腺癌对[18]F – FDG 的摄取没有明显差别。较小的食管癌（T_1 或 T 原位）以及 10%~15% 的未分化腺癌可见到较低甚至是无摄取显像剂，导致假阴性结果。食管、胃交界处肿瘤一般含有印戒细胞或黏液细胞成分，也可表现为假阴性，不适合应用[18]F – FDG PET/CT 进行诊断。食管的生理性摄取、严重的胃食管反流炎和

巴雷特管常使食管出现轻度[18]F – FDG 摄取，但一般表现为与食管走形一致的线样影像。此时，往往需要内镜检查进一步鉴别，以免漏诊。因此，[18]F – FDG PET/CT 一般不作为常规食管癌筛查的手段。

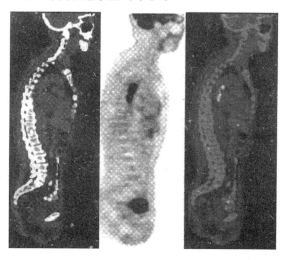

图 7 – 16　食管癌

（二）临床分期

食管癌的 TNM 分期主要包括食管壁的浸润深度（T 分期），区域淋巴结肿大（N 分期）和存在远处转移（M）。食管癌区域淋巴结转移是没有规律的，近端和远端食管病变有可能蔓延到腹部、腹膜后、纵隔和颈部淋巴结。淋巴结转移的程度与患者的预后和新辅助化疗反应明显相关。

CT 最常用于判断食管癌的淋巴结侵犯。一般认为，纵隔淋巴结短径大于 10 mm 可作为判断淋巴结是否侵犯的标准，颈部和上腹部淋巴结 6 ~ 10 mm 可作为判断淋巴结是否侵犯的标准。但在肺癌分期研究已经发现，高达 40% 肿大淋巴结并没有被肿瘤侵犯，另外，手术也证实，小于 10 mm 的淋巴结也常常发现具有肿瘤细胞侵犯。手术是评价分期准确性的"金标准"。超声内镜（EUS）是评价纵隔淋巴结转移最准确的成像模式，其准确度可达 64% ~ 80%，CT 的准确度为 45% ~ 74%，两者联合准确率可达 70% ~ 90%。

[18]F – FDG PET/CT 在探测食管癌的淋巴结转移中具有较高的应用价值。早期资料显示，[18]F – FDG PET 探测食管癌区域淋巴结转移的灵敏度、特异性和准

确性分别为 52%、94% 和 84%，而同时 CT 探测的敏感性、特异性和准确性仅为 15%、97% 和 77%。Shi 等人有关食管癌术前淋巴结分期的荟萃分析显示，基于淋巴结每一站（共 2 232 站）的分析，^{18}F – FDG PET/CT 总敏感度、特异度分别为 0.62 和 0.96。基于每一位患者（共 245 例患者）的分析，其总敏感度、特异度分别为 0.55 和 0.76。目前，^{18}F – FDG PET/CT 已经被认为是确认可手术的食管癌患者最具价值的影像分期手段，可改善对远处转移病灶的探测效率和对纵隔淋巴结探测的特异性，比 EUS 和 CT 具有更高的阳性预测值。

多项研究显示：^{18}F – FDG PET/CT 在探测食管癌患者预后有重要意义。虽然各自定义的 PET 判断治疗有效的标准各不相同，但多项研究结果均显示，食管癌患者在新辅助放化疗前后行 FDG PET/CT 显像，PET 显示的完全代谢反应与无病生存及总体生存显著相关。PET/CT 的 SUV 对食管癌预后影响的回顾性研究表明：SUV 的 HR（风险比）为 1.86，SUV 较高者提示预后不佳；更高的 SUV 提示更高的复发风险。

五、胃癌

胃癌是最常见的恶性肿瘤之一，在所有的恶性肿瘤中约占第 4 位。2007 年美国新发胃癌的病例数超过 21 260，因胃癌死亡的人数约 11 210 例。中国胃癌人口调整死亡率为男性 40.8/10 万，女性 18.6/10 万，分别是欧美发达国家的 4.2 ~ 7.9 倍和 3.8 ~ 8.0 倍，且有明显的地区差异和城乡差别。胃癌的主要危险因素包括幽门螺杆菌感染、吸烟、高盐饮食和其他饮食因素。胃癌的常见症状包括贫血、早饱、体质量减轻、恶心、呕吐和（或）出血。

临床分期主要参照 AJCC/UICC 分期方法。$T_1 \sim T_3$ 的胃癌主要以手术根治为主；影像学检查高度怀疑或经活检证实的 3 或 4 级淋巴结转移、肿瘤侵犯或包绕主要大血管或远处转移或腹膜种植等无法手术治愈的胃癌，主要采取以化疗和放疗为主的全身综合治疗。病理学分期与胃癌预后极其相关，早期胃癌预后极好，5 年生存率达 90%。

（一）鉴别诊断

纤维胃镜是诊断胃癌最直接准确有效的诊断方法，特别是对早期胃癌的诊断具有极大的意义。但对于一黏膜完好的黏膜下肿瘤可呈现假阴性结果，此时往往需要结合 X 线检查。低张 X 线双重气钡检查是胃癌诊断首选的影像学技术，通过对胃黏膜的形态、胃充盈的形态、胃壁的柔软度和蠕动进行诊断，对较小的肿瘤也具有较大的诊断价值。

CT 检查对于胃癌的定位、范围的确定、浸润深度、周围器官侵犯、淋巴结转移有较高的临床价值。胃癌可以表现为胃内大小不等的固定性软组织肿块。最常见的表现是胃壁增厚。根据胃周围脂肪线完整或消失可判断胃癌是否已经突破胃壁。同时，胃扫描的同时还可以显示肝转移和淋巴结转移，对术前分期、判断肿瘤能否切除及手术方案有肯定价值。

^{18}F – FDG PET/CT 可以灵敏探测到具有高代谢的胃癌原发灶（如图 7 – 17 所示）。有资料显示，^{18}F – FDG PET/CT 探测胃癌原发灶的敏感性可达 94%，平均 SUV 为 7.0（0.9～27.7）。^{18}F – FDG PET/CT 探测胃癌的敏感性与病灶大小、病理类型和分级具有密切关系。管状腺癌在图像中可表现较高的显像剂摄取；黏液腺癌和印戒细胞癌由于实质成分较少，常常表现为低摄取甚至无摄取。另一资料显示，^{18}F – FDG PET/CT 对于肠型胃癌的敏感性可达 83%，对于非肠型胃癌的灵敏度仅为 41%。另外，正常胃代谢活动可以使胃壁呈现轻度弥漫性的显像剂摄取或局灶性的高摄取，导致假阳性，与早期胃癌难以鉴别，往往还需要使用胃镜检查做进一步的鉴别。因此，^{18}F – FDG PET/CT 并不宜作为常规的胃癌筛查。

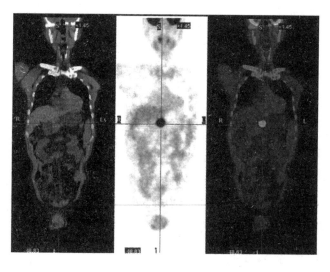

图 7 – 17　胃癌

（二）临床分期

胃癌患者的预后取决于肿瘤分期情况。CT 增强联合内镜超声可对原发肿瘤和局部淋巴结转移情况进行准确评价，判断胃癌患者临床分期。必要时还可以通过腹腔镜对腹腔和肝脏进行检查，对怀疑部位进行准确判断和临床分期。手术病理是最准确的分期方法。资料显示，近 70% ~ 80% 的胃癌切除标本中可发现局部淋巴结转移。

[18]F - FDG PET/CT 显像可用于术前分期、预测术前化疗的效果以及评价复发性胃癌，提高诊断和术前肿瘤分期的准确率。一份与单独 CT 的对照资料显示，对于区域淋巴结转移，单独使用[18]F - FDG PET 较 CT 有更高的特异性（92% vs 62%），并改变了 15% 的患者分期。[18]F - FDG PET/CT 较单独 PET 和单独 CT 具有更高的准确性（66% vs 51% 和 66% vs 47%）。而另一份资料也显示，[18]F - FDG PET/CT 对于局部区域的淋巴结转移、腹膜或胸膜的粟粒样转移的探测灵敏度有限，[18]F - FDG PET/CT 对于区域淋巴结分期为 N1 ~ N3 的探测灵敏度仅 34% ~ 50%。而对于肝脏转移灶的检测，金克尔等人分析比较了 US、CT、MR 和 PET 对判定胃癌肝转移的价值，结果显示 PET 的诊断敏感度为 90%，明显高于 US（55%），CT（72%）和 MR（76%）。因此，合理使用[18]F - FDG PET/CT 进行胃癌患者的术前分期就显得尤为重要。

六、结直肠癌

结直肠癌是人类常见的消化道肿瘤，居癌症死因第三位。在美国，2007 年估计有 112 340 例新发结肠癌。同年，估计有 52 180 例患者死于结肠癌和直肠癌。在我国，结直肠癌居恶性肿瘤发病率第 4 位，且呈明显上升趋势。结直肠癌发病与生活方式的改变及膳食结构不合理密切相关。

结肠癌的治疗手段包括手术、化疗及其他综合治疗。选择的依据主要参考 AJCC/UICC 临床分期。资料显示，结直肠癌各分期的 5 年生存率分别为：Ⅰ 期为 93.2%，Ⅱ A 期为 84.7%，Ⅱ B 期为 72.2%，Ⅲ A 期为 83.4%，Ⅲ B 期为 64.1%，Ⅲ C 期为 44.3%，Ⅳ期为 8.1%。

（一）诊断和鉴别诊断

大便隐血检查及癌胚抗原（CEA）普查是筛查结直肠癌最常用的方法，简便易行。内镜检查是目前诊断结直肠癌最有效、最可靠的检查方法，可直接观察到病变，同时采取活体组织做病理诊断。结肠双重对比造影能够提供结肠病变的部位、大小、形态和类型，是诊断结肠癌首选的影像学方法。术前 CT 对结直肠癌的分期及切除可能性有一定帮助，其局限性主要在于对原发灶的探测灵敏性较低和基于淋巴结大小诊断转移淋巴结的诊断标准。

^{18}F – FDG PET/CT 常规并不用于结肠癌的鉴别诊断。资料显示，^{18}F – FDG PET/CT 检测结肠癌的灵敏度可达 95%，但特异性仅 43%（如图 7 – 18 所示）。因此，目前在临床上并不建议将^{18}F – FDG PET/CT 作为筛查结直肠癌的影像学方法。假阳性主要包括炎症性肠病、肠道憩室、肠道黏膜、淋巴组织以及肠壁肌肉的生理性摄取等，其图像一般表现为弥漫性或节段性摄取。而对于在^{18}F – FDG PET/CT 图像中出现局限性的高摄取灶，一般仍建议使用内镜检查做进一步的鉴别。文献报道，27 例非结肠疾病进行^{18}F – FDG PET/CT 检查的患者中，18 例发现有节段性摄取或局限性高摄取灶患者中并进行内镜检查，结果发现 6 例发现有恶性肿瘤，7 例发现腺瘤或息肉，5 例发现有结肠炎。那些具有弥漫性摄取的患者并没有发现任何异常。

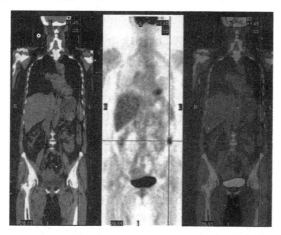

图 7 – 18　结肠癌

（二）临床分期

结直肠癌的分期通常是在外科医师进行腹部探查和病理医师对手术标本进行检查之后才进行，内镜检查和 CT 一直是作为首选的临床分期手段。由于^{18}F – FDG PET/CT 无法灵敏探测到小于 1 cm 的局部区域淋巴结转移灶，因此，大部分专家并不建议将[18]F – FDG PET/CT 作为结直肠癌的分期选择。资料显示,[18]F – FDG PET/CT 对淋巴结转移的敏感度为 29% 。然而, 对于具有高危险程度的结直肠癌患者,[18]F – FDG PET/CT 仍可以作为临床分期的有益选择, 改善临床决策。文献报道,[18]F – FDG PET/CT 检查可改变 15% ~42% 的结肠癌患者的临床决策。相比 CT 和超声,[18]F – FDG PET/CT 改变了 16% 的患者的治疗方案。

　　大约 50% ~60% 的结直肠癌患者在确诊时已发生转移。Ⅳ期结肠癌（任何 T, 任何 N, M1）或复发的患者可以同时发生肝脏或肺转移或腹膜转移。大约 15% ~25% 的结直肠癌患者同时伴有肝脏转移（如图 7 – 19 所示）。最近的研究报告显示, 结直肠癌肝转移患者手术之后的 5 年生存率超过 50% 。因此, 患者是否适宜手术, 或是否有可能适宜手术, 以及后继的转移性结直肠癌手术的选择, 是处理结直肠癌肝转移的关键问题。而 CT 和超声由于结构分辨率限制, 经常低估肝转移灶的发生。[18]F – FDG PET/CT 可以很好地判断结肠癌的肝转移情况。其探测灵敏度和特异性分别可达 90% 和 85% 。最近的一篇荟萃分析报道, 也认为[18]F – FDG PET/CT 较 CT 和增强 MR 在探测结直肠癌具有更高的灵敏度。而且[18]F – FDG PET/CT 还可以通过一次成像发现更多的肝外其他转移灶（如图 7 – 20 所示）, 对于临床处理结直肠癌肝转移具有重要意义。

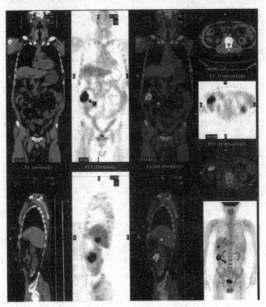

图 7 – 19　　结肠癌伴肝转移

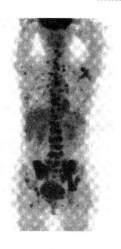

图 7 - 20　结肠癌术后，全身骨转移

（三）局部复发

结直肠癌术后绝大多数患者复发在术后两年内，资料显示复发率高达 30% ~ 40%。复发通常多表现为局部复发（包括吻合口复发、盆腔内复发及会阴部复发）或转移（特别是肝转移），其中仅 1/4 的患者有机会再行手术治疗，但及时诊断可使这一机会提高到大约 70%。因此早期发现和诊断结直肠癌复发特别重要。

^{18}F - FDG PET 最重要的应用在于早期发现结直肠癌的复发。由于 CT、MRI 等结构成像技术容易受到外科手术后结构改变的影响，基于代谢显像的 ^{18}F - FDG PET 在鉴别结直肠癌复发具有更大的优势。荟萃分析结果表明，PET/CT 评价结直肠癌全身复发及转移的灵敏度为 91%，特异度为 83%；评价肝转移的灵敏度为 97%，特异度为 98%；评价局部复发或盆腔内转移的灵敏度 94%，特异度 94%。

CEA 是结直肠癌术后可靠而价廉的监测指标，CEA 升高是肿瘤复发的重要标志之一，其特异性可达到 70% ~ 84%。CEA 水平升高伴有阴性的传统影像检查结果常导致第二次探腹手术。尽管第二次探腹发现肿瘤复发的概率接近 90%，但由于时间原因这些患者中适合再行根治性手术的患者仅 12% ~ 60%。资料显示，^{18}F - FDG PET 对 CEA 增高的结直肠癌复发具有更高的敏感性和特异性。其阳性预测值为 89%，阴性预测值为 100%。另一份研究也显示，PET 对

CEA 升高的结直肠癌患者复发的敏感度可达94%。

七、头颈部肿瘤

头颈部肿瘤是我国常见的恶性肿瘤，年发病率为 15.22/10 万，占全身肿瘤的 16.4% ~39.5%，5 年生存率约为35% ~60%。其原发部位和病理类型之多，居全身肿瘤之首，主要有鼻咽癌、喉癌、上颌窦癌、口腔癌、涎腺癌、甲状腺癌及视网膜母细胞瘤等。其中耳鼻喉部以鼻咽癌最多见（如图7-21所示），颈部以甲状腺肿瘤居多，口腔颌面部肿瘤则以口腔黏膜上皮及涎腺上皮肿瘤来源多见。头颈部肿瘤病理类型非常复杂，以鳞状细胞癌居多，占 70% ~80%；近年来头颈部恶性淋巴瘤的患者有增加趋势。

头颈部肿瘤由于位置表浅，诊断并不困难。淋巴结肿大常常是头颈部肿瘤的转移征兆。但常表现为查不到原发灶的隐匿性癌或所谓原发灶不明的转移癌。除病史、临床表现外，影像学作为辅助检查的工具已广泛使用，主要包括常规拍片、涎腺造影、血管造影、CT 或 MRI 等，活组织病理检查是肿瘤决定性诊断手段，多数病例可明确肿瘤性质，制订正确治疗方案。临床治疗主要根据病理类型、细胞分化程度、生长部位、TNM 分期等选择治疗方案，包括手术、放疗及化疗等综合性治疗。

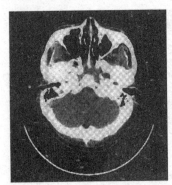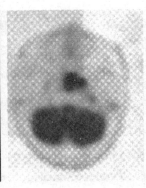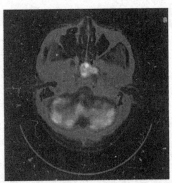

图 7-21 鼻咽癌

（一）鉴别诊断

头颈部肿瘤由于位置表浅，临床常规检查以及 CT、MRI 等影像检查对原发灶的大小及与周围组织的关系进行观察，一般均能够做到明确诊断，PET 对头颈部肿瘤原发灶的评价资料有限。就有限的资料表明，PET 对头颈部原发肿瘤探测的灵敏度（敏感度89.3%、特异度89.5%）明显高于常规影像学检查（敏感度71.6%、特异度78.0%）。

（二）临床分期

淋巴结转移是判断头颈部肿瘤预后的独立因素。颈淋巴清扫术在头颈部肿瘤颈部淋巴结转移的控制中具有不可替代的重要作用，是目前公认的治疗颈淋巴结转移灶的首选方法。但由于切除了颈部大量的功能性结构，导致术后可能出现功能障碍，影响患者的生存质量。20 世纪 90 年代以来，选择性颈淋巴清扫已成为头颈部癌治疗的主要选择：仅切除有转移倾向的淋巴结，减少不必要的颈部正常组织结构损伤。因此，如何在术前对转移淋巴结进行准确探测将至关重要。临床研究证实，^{18}F – FDG PET 显像在转移性淋巴结探测方面具有独到优势，对探测头颈部肿瘤淋巴结是否转移存在较高的临床价值，其敏感度、特异度分别为84%、96% Adams 等对 1 284 个淋巴结分析结果表明，^{18}F – FDG PET 的灵敏度可达90%，特异性94%，而 MR 的灵敏度和特异性为80% 和79%，CT 仅为82% 和85%。而且，由于^{18}F – FDG PET 是全身显像，在进行一次显像时还常常能够发现意想不到的其他远处转移或者第二原发癌。斯托克 等报道 68 例头颈部肿瘤 PET 显像，发现 12 例第二原发灶，其中仅 5 例被常规影像学检查所发现；其他报道也相继证实这一点。而随着 PET/CT 的应用，通过精确显示转移淋巴结的位置，对头颈部肿瘤淋巴结分期的诊断更为准确，为选择性颈淋巴清扫提供了一个强有力的诊断根据，目前的观点认为 PET/CT 已经成为头颈部肿瘤术前分期的必要手段。

（三）肿瘤复发

头颈部肿瘤的治疗往往会对其局部周围组织结构造成损伤，以致黏膜增厚、软组织肿胀、纤维化或瘢痕组织形成等。以反映解剖结构和组织密度等形态改变为主要依据的影像技术鉴别局部纤维化、瘢痕组织与肿瘤复发有一定局限性。^{18}F – FDG PET 通过显示组织的代谢活性，对肿瘤放化疗后形成瘢痕还是复发具有很高的鉴别能力。一项荟萃分析 21 篇关于 PET/CT 对鼻咽癌局部残余和复发评估的相关文献显示，PET/CT 检测复发的综合灵敏度（95%）远远高于 CT（76%）（$P < 0.001$）和 MRI（78%）（$P < 0.001$）；PET/CT 的综合特异性

（90%）远远高于 CT（59%）（P＜0.001）和 MRI（77%）（P＜0.001）。PET/CT 的综合 DOR（96.51）远远高于 CT（7.01）（P＜0.001）和 MRI（8.68）（P＜0.001）。而伊塞明格 等的荟萃分析（1 871 例患者）研究 PET 在探测头颈部原发鳞癌放、化疗后复发中的临床价值，其综合敏感度、特异度分别为94%、82%，阳性及阴性预测值分别为 75%、95%；研究还发现^{18}F – FDG PET 显像探测复发最佳的显像时间在治疗后 10 周以上。因此，目前的观点认为，在使用 PET 判断头颈部肿瘤复发方面，PET 显像阴性通常可以提示瘢痕形成，而PET 显示阳性一般需要进行进一步活检，如果活检为阴性，2～3 个月后可以再次进行 PET 显像，如 PET 显像中提示摄取减少，一般不考虑复发，而如果提示摄取增加，一般考虑复发。

（四）不明原发灶的寻找

颈部因其特殊的解剖位置往往成为不明原发灶肿瘤淋巴转移的首发部位。据统计，不明原发灶的肿瘤占全身肿瘤的 3%～15%，其中 1%～2% 为头颈部肿瘤。5%～40% 的患者在长期随访中不能发现原发灶。有研究报道，在超过300 例不明颈部淋巴结转移癌患者的^{18}F – FDG PET 显像结果表明，原发灶检出率为 10%～60%，诊断价值明显优于 CT 和 MRI。因此，在不明原发灶的寻找中，一般宜以 PET 作为首选手段，再根据 PET 显像结果选择 CT、MR、内镜等检查。而且，^{18}F – FDG PET 显像的另一优势是可在全身范围内探查可疑原发灶和转移灶，有助于临床分期并指导治疗。

八、颅内肿瘤

颅内肿瘤可分为原发和继发两大类。原发性颅内肿瘤可来源于颅内各种组织结构；继发性肿瘤指身体其他部位的恶性肿瘤转移或直接侵入颅内形成。颅内肿瘤约占全身肿瘤的 5%，占儿童肿瘤的 70%，而其他恶性肿瘤最终会有20%～30% 转移到颅内。

颅内肿瘤可发生于任何年龄，以 20～50 岁为最多见。成人以大脑半球胶质瘤为最多见，如星形细胞瘤、胶质母细胞瘤、室管膜瘤等，其次为脑膜瘤、垂体瘤及海绵状血管瘤、胆脂瘤等。少儿以颅后窝及中线肿瘤较多见，主要为髓母细胞瘤，颅咽管瘤及室管膜瘤。

颅内肿瘤的发生部位往往与肿瘤类型有明显关系，胶质瘤好发于大脑半球，垂体瘤发生于鞍区、听神经瘤发生于小脑桥脑角，血管网织细胞瘤发生于小脑半球较多，小脑蚓部好发髓母细胞瘤等。临床表现主要分为两大类：颅内压增高和局限性病灶症状。

（一）脑胶质瘤

脑胶质瘤在颅内各类型肿瘤中占第一位，其发生率约为 40%。其中发生率最高的是星形细胞瘤，其次是胶质母细胞瘤、髓母细胞瘤、室管膜瘤等。

星形细胞瘤主要位于脑白质内，多呈浸润性生长，无包膜，与正常脑组织分界不清。传统的柯氏（Kernohan）分类法将星形细胞瘤分为 Ⅰ～Ⅳ 级，Ⅰ 级分化良好，呈良性；Ⅲ、Ⅳ 级分化不良，呈恶性；Ⅱ 级是一种良恶交界性肿瘤。Ⅰ、Ⅱ 级星形细胞瘤 CT 表现为低密度为主，坏死囊变少，占位征象轻，强化少；Ⅲ、Ⅳ 级星形细胞瘤 CT 表现为以混杂密度为主，呈花环状，坏死囊边多，占位征象重，肿瘤均有强化。MRI 显示肿瘤 T_1WI 为低信号，T_2WI 为高信号。

$^{18}F-FDG$ PET 显像在进行颅内肿瘤良、恶性的鉴别诊断时价值有限。Ⅰ～Ⅱ级星形胶质细胞瘤常表现为 $^{18}F-FDG$ 无摄取或低摄取接近白质，在图像上呈现为假阴性；Ⅲ～Ⅳ级星形胶质细胞瘤可表现为高摄取，但由于大脑灰质本底较高，病灶往往难以和正常脑组织区分。另外，由于颅内 $^{18}F-FDG$ 高摄取灶也往往可以出现在肉芽肿（如脑结核）、脑脓肿、近期的梗死灶以及良性肿瘤（如脑膜瘤、良性垂体瘤等）颅内占位性病变，导致假阳性。因此，$^{18}F-FDG$ PET 一般用于 CT 或 MRI 等常规影像学检查完成后仍然难以定性时，提供病灶代谢信息进一步辅助确诊。

$^{18}F-FDG$ PET 可用于评价已确诊胶质细胞瘤的分级和预后。脑胶质瘤中 $^{18}F-FDG$ 的摄取与其临床分级具有密切相关性。肿瘤/白质比为 1.6 和肿瘤/灰质比为 0.6 时可准确鉴别出低级别脑胶质瘤和高级别脑胶质瘤；在已确诊的低级别脑胶质瘤中，$^{18}F-FDG$ 摄取高于白质的肿瘤病灶较无 $^{18}F-FDG$ 摄取的肿瘤病灶具有更高的恶性转化概率。

$^{18}F-FDG$ PET 显像常用于鉴别星形细胞瘤手术或放疗后复发或治疗后坏死。由于复发的肿瘤与放疗后坏死的病灶均可出现周围水肿和强化征象，CT、MRI 等结构性成像很难对星形细胞瘤放疗后复发或坏死进行鉴别。$^{18}F-FDG$ PET

可以通过病灶对^{18}F – FDG 的摄取程度很好地进行鉴别。治疗后坏死病灶一般表现为^{18}F – FDG 摄取低下甚至缺损，复发的肿瘤组织表现为^{18}F – FDG 高摄取。然而，需要注意的是高剂量放疗后所造成的炎症细胞往往也是高摄取^{18}F – FDG，引起假阳性表现，影响其诊断结果。

（二）脑转移瘤

脑转移瘤在颅内肿瘤中占 3% ~ 10%，中老年人多见。脑转移瘤可多发或单发。原发灶以肺癌多见，其次为乳腺癌、胃癌、结肠癌等。转移部位多位于皮质髓质交界区，病灶周围有明显水肿。CT 可表现为低、等或高密度。增强MRI 是发现脑转移瘤最灵敏的影像手段，一般表现为 T_1 与 T_2 等信号或高信号，有均匀或环状强化。

^{18}F – FDG PET 显像探测脑转移瘤的灵敏度相对低，一般不宜作为早期发现脑转移的影像技术。其主要原因为脑皮质高摄取^{18}F – FDG 导致转移灶与正常脑组织难以区分。另外，脑寄生虫病、脑多发肉芽肿病变往往也可以造成^{18}F – FDG 的高摄取，表现为假阳性结果。因此，^{18}F – FDG PET/CT 一般用于增强 MRI 检查已发现脑转移瘤，而原发病灶未明的肿瘤患者寻找肿瘤原发灶。

第四节　PET 在肿瘤生物调强和适形放疗中的应用

放射治疗、手术治疗和化学药物治疗组成了肿瘤治疗的三大主要手段。根据国内外有关资料统计，60% ~ 75% 的肿瘤患者在治疗过程中采用过放射治疗（单纯放疗或与手术、药物联合治疗）。据世界卫生组织估计，在全部恶性肿瘤中，45% 的患者可以被目前的治疗方法治愈，其中 22% 被手术治愈，18% 可被放射治疗治愈，余下 5% 被药物治愈。然而，肿瘤的立体形态是不规则的，而且往往和周围正常组织互相交错。因此，要使放射高剂量区的立体形状符合肿瘤的形态，才能使周围的正常组织受到最低剂量的照射，而创造高度适形性的放疗技术也成为放射肿瘤学家追求的目标。1959 年，日本学者高桥 首次提出并阐明了适形放射治疗（conformal radiotherapy，CRT）的基本概念以及实施的方法，邦加德 等最初在 20 世纪 70 年代提出调强适形放射治疗（Intensity Modulated Radiotherapy，IMRT）。90 年代，由于多叶准直器（mLC）和计算机控制技术的发展和成熟，初步的临床实践已证明三维适形放射治疗（Three Dimensional Conformal Radiotherapy，3D CRT），特别是 IMRT 基本可满足放疗的"四最"要求：即靶区的受照剂量最大，靶区周围正常组织受照剂量最小、靶区的定位和照射最准以及靶区内的剂量分布最均匀。由于肿瘤放射剂量的提高，正常组织剂量减少，因而肿瘤的局控率改善，急性和后期的放射并发症减轻。如常规放疗技术照射局部中晚期非小细胞肺癌，最大总剂量只能达到60Gy，放疗后 2 年生存率在15%～20%，而采用 3D CRT，能使肿瘤剂量提高到 >70Gy，2 年生存率提高到40%左右，而放射急性和后期并发症未明显增加。因此，IMRT 技术被公认是放疗 100 余年历史中的一次革命性进步，是 21 世纪前 10～20 年放射肿瘤学研究的一个重要发展方向。

然而，在目前 3D CRT 和 IMRT 技术的应用实践中，总体肿瘤体积（Gross Tumor Volume，GTV）、临床靶体积（Clinical Target Volume，CTV）和计划靶体积（Planning Target Volume，PTV）的边界主要通过 CT 和 MR 成像提供。由于这些基于解剖学形态影像技术不能充分地显示癌组织与正常组织的密度差异，从而在靶区勾画中将正常组织纳入靶区进行照射，这与放射治疗的理论并不一致。更重要的是，大量研究表明，癌细胞在靶体积内的分布是不均匀的，由于血运和细胞异质性的不同，不同的癌细胞核团其放射敏感性也存在较大差异，而如果给整个靶体积以均匀剂量照射，势必有部分癌细胞因剂量不足而存活下来，成为复发和转移的根源；如果整个靶区剂量过高，会导致周围敏感组织发生严重损伤。另外，靶区内与周围正常组织结构的剂量反应和耐受性不同，即使是同一结构，其亚结构的耐受性也可能不同，势必对放疗方案的制订产生影响。因此，3D CRT 和 IMRT 技术仅仅做到了放射物理高剂量的立体分布与肿瘤的立体形态相适合，而没有考虑肿瘤异质性的生物活性因素，即一个肿瘤内存在生物学行为不同、放射敏感性不一的许多肿瘤亚群。

近年来随着医学影像学技术的飞速发展，如 MRI、MR 造影、MR 波谱分析（Magnetic Resonance Spectroscope Image，MRSI）、功能 MRI（fMRI）、SPECT 和 PET 等技术的应用，不但能提供肿瘤及其周围正常组织结构的解剖影像，还能提供肿瘤和正常组织生理和功能的信息。包括照射肿瘤的生物学和放射生物学等方面的特性、影响放疗疗效的肿瘤放射敏感性，以及有关的基因特性和表型等。这些先进技术的应用，不但对肿瘤靶区的认定变得更准确，包括对原发灶及亚临床浸润的确认，而且还有可能区别出肿瘤靶区中哪一部分肿瘤亚群是放射抵抗的，哪一部分亚群是增殖很快的，哪一部分亚群是放射敏感的。从而将放射靶区的定义和概念得以扩展，在空间物理的靶区基础上加入有关肿瘤的生物学特性信息，即生物靶区体积（Biological Target Volume，BTV）（如图 7 - 22 所示）。根据这一理论，生物靶区可初步定义为由一系列肿瘤生物学因素决定的治疗靶区内放射敏感性不同的区域，这些因素包括：①乏氧及血供。②增殖、凋亡及细胞周期调控。③癌基因和抑癌基因改变。④浸润及转移特性等。这些因素既包括肿瘤区内的敏感性差异，也应考虑正常组织的敏感性差异，而且这些因素的作用均可通过先进的综合影像技术显示后，对一个肿瘤内不同放射敏感性的肿瘤细胞亚群给予不同的剂量，从生物学方面达到适形调强。2000 年，美国 MSKCC 的 Ling 教授也因此在 3D CRT 和 IMRT 的基础上提出了多维适形放疗（Multi Dimensional Conformal Radiation Therapy，MD - CRT）的概念，并认为由物理适形和生物适形紧密结合的多维适形治疗将成为新世纪肿瘤放射治疗的发展方向。

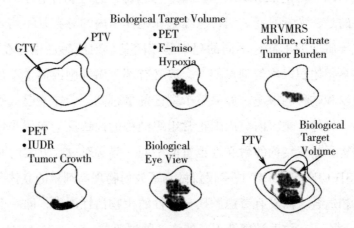

图 7 - 22　生物靶区示意图

1. PET 与放射治疗计划

放射治疗计划的制订最重要和基础性的步骤是靶区的确定，对精确放射治疗更是如此，准确的靶区勾画之重要性仅次于治疗实施的准确性。而 PET 对于放疗靶区的精确定义可发挥重要的作用。如利用 ^{18}F – FDG、FLT 等显像剂行 PET 显像可以获得组织的增殖代谢情况；通过乏氧显像剂如氟硝基咪唑（^{18}F – FMISO）可以对肿瘤乏氧进行体外测定；通过 ^{11}C – 蛋氨酸可检测肿瘤蛋白质代谢；通过 ^{18}F – 胸腺嘧啶核苷酸可检测肿瘤核酸代谢等。放疗计划采用各种影像学信息可真实全面地反映肿瘤和正常组织的解剖和病理生理状态，并做到动态观测。然而迄今为止，^{18}F – FDG PET 是肿瘤显像中最为成熟、应用最为广泛的功能性影像技术。但由于 PET 分辨率的限制，单纯 PET 图像往往不能用于 3D CRT 计划的制订，而需要与 CT、MR 等融合，因此图像采集的后处理尤为重要。随着 PET 影像三维数据的重建和显示以及图像融合技术（同机和异机）的完善，以及新型显影剂的开发应用，PET 在肿瘤放疗中的应用将不只限于整体治疗方案的确定，而将融入上述三维计划的全过程，形成以 CT 模拟为基础、多种影像手段为辅助的技术。目前融合显像在放疗计划中的主要应用仅仅包括肺癌、脑肿瘤和头颈部肿瘤等，研究的例数与规模也相当有限，但根据这些资料，已经可以充分预见生物学显像在放疗中的前景和价值。相比较非功能性的解剖靶区，生物学显像可以区别出生物靶区体积，可以得到更好的治疗效益。虽然在临床应用中涉及与图像处理和融合技术的质量保证问题，但其在决定放疗计划靶区中的重要作用已不容忽视，这也要求我们在以后的研究中进行更进一步的探索和发展，真正实现物理适形和生物适形的结合。

　　大量资料证实，^{18}F – FDG PET 可以改变放疗计划中的靶体积。尤瑟夫等使用 PET/CT 融合技术，对 11 个非小细胞肺癌患者进行研究，发现 64% 的患者 PTV 增加了 19%，有 36% 的患者 PTV 减少了 18%，全部患者改变了临床决策。最近综合 6 份 PET/CT 的研究报道，与以 CT 计划为基础放疗相比较，有包括 26% ~ 100% 的 NSCLC 患者改变了放疗决策，大约 15% ~ 64% 的 PTV 增加，21% ~ 36% PTV 减少。而与单独 CT 勾画靶区相比较，基于 PET/CT 勾画靶区的变异也较小，卡尔德韦尔等的研究发现，单独使用 CT 和 PET/CT 对 GTV 勾画的最大与最小的均值分别为 2.31 和 1.56，基于 PET/CT 的平均变异系数明显小于 CT。

　　通过 PET/CT 显像还可以减少正常肺组织接受较高的辐射吸收剂量，从而降低放射性肺炎的发生率。V20 是指肺组织至少接受 20Gy 的体积，与放射性肺炎的发生具有直接相关性。格雷厄姆 等曾报道相对 V20 分别为 <22%、22% ~ 31%、32% ~40% 和 >40% 时，发生 2 级肺炎的概率分别为 0.7%、13% 和 36%。瓦努特赛尔等使用 PET/CT 研究了 72 例非小细胞癌患者，相比较 CT 计划 V20 减少了 27%；施穆克金 的研究结果 V20 减少了 17%。

PET/CT 显像在肿瘤伴有肺不张的临床决策中也具有重要价值，因为肺不张在 CT 中很难与肺癌相鉴别，因此很难在适形放疗中准确勾画合适的靶体积。有一项研究报道，通过 PET/CT 改变了 53% 的具有肺不张肿瘤患者的靶体积。但目前是否使用 PET 确定伴有肺不张的肿瘤患者的靶体积还是个值得争议的问题，因为显像融合的质量保证，包括调节 PET 图像中合适的窗水平还需要进一步研究。

MRI 由于在软组织中具有较好的对比度，较 CT 可更准确地勾画治疗靶区。桑顿等报道，使用 MRI 肿瘤体积可增加 1.5 倍。最近，格罗斯等研究 18 例恶性胶质瘤（8 例星形细胞瘤、1 例混合瘤，9 例纤维瘤），通过 Ga – DTPA MRI 融合 ^{18}F – FDG PET 制订放疗计划。在 44% 的患者中，^{18}F – FDG PET 可另外区别出 <1 mL 肿瘤，在 22% 的患者可以另外区别出 1 ~ 5 mL 的肿瘤；附加 PET 信息增加肿瘤大小的中位值为 7.3%，在超过一半的患者中变化不到 10%。学者认为，^{18}F – FDG PET 仅在小部分患者当中可以得到另外的信息，可能因为正常脑组织也是高摄取 ^{18}F – FDG。另一研究也得到同样的结论，在 8 例恶性胶质瘤患者中，^{18}F – FDG 显像仅有两例可以提供附加信息。还有研究，在 14 例具有低分化胶质瘤患者，使用 MET PET 显像，发现仅在 27% 的患者中对勾画 GTV 有帮助。因此，在脑肿瘤的放射治疗计划应用中，PET/CT 是否具有重要价值还值得进一步商榷。

目前 PET/CT 融合在放疗计划中的应用资料还较少。研究报道，使用 PET/CT 对 21 例头颈部肿瘤患者（12 例口咽部肿瘤、9 例鼻咽癌）进行研究，3 例表面原发灶 PET、MRI 和 CT 均未发现；89% 的患者使用融合显像并没有改变 GTV 大小，只有 1 例 GTV 增加了 49%，而另外一例减少了 45%。PET 融合探测到 39 个阳性淋巴结，而通过物理检查和 CT/MRI 仅探测到 28 个。有 71% 的患者由于腮腺附近颈上区域 ^{18}F – FDG PET 未发现肿瘤而得到保护，使用 PET 融合确定靶区时，在 18 个月的随访中仅有 1 例复发。有学者认为，PET/CT 在头颈部肿瘤的靶区勾画中价值并不是很大，而在保护正常腮腺功能和改变临床决策中可能具有较高的应用价值。

PET/CT 融合在子宫颈癌、淋巴瘤、黑色素瘤等的探测中均具有重要价值。但融合显像在这些肿瘤的放疗计划中的作用也还未得到充分阐述。有文献报道，对子宫颈癌患者，通过^{18}F – FDG PET 勾画靶区与治疗结果存在相关性，较 CT 更敏感地探测到盆腔的淋巴结转移，从而提示调整辐射吸收剂量。

2. PET 与放射治疗疗效随访

^{18}F – FDG PET 一直用于评价放射治疗的反应，根据放射治疗后葡萄糖代谢的变化，是评价肿瘤治疗反应的最好指标之一。但是，放疗可能引起早期急性炎症，需要与肿瘤高代谢相鉴别。

然而，在放疗结束后利用 PET 进行评价中，如何区别葡萄糖摄取减少和葡萄糖摄取缺乏在疗效评价过程中至为重要。一些研究者认为仅仅是^{18}F – FDG 减少并不能提示预后；而且认为葡萄糖代谢减少可能反映由于治疗损伤敏感细胞后的部分反应，而耐受细胞仍然维持着细胞活性，认为葡萄糖代谢变化部分反映肿瘤放疗后疗效。

PET 评价放疗的时机目前尚有争论。多数资料认为在放射治疗结束后 4 ~ 6 个月时进行 PET 评价。正常组织也可以对放疗具有反应。一些组织可能在几天内即可发生，包括骨髓、淋巴结、腮腺等。几周后发生反应的组织包括肾、脑等。因此，常可见到照射野内软组织葡萄糖代谢的增加。放疗后引起葡萄糖的早期代谢变化可能与照射野内正常组织的损坏有关，正常组织的损伤反应可达 6 个月甚至 1 年。

第八章　PET－CT 在头颈部肿瘤中的应用

第一节　概述

一、流行病学

在世界范围内头颈部肿瘤是第六种最常见的恶性肿瘤。在亚洲国家，头颈部肿瘤比较常见，约占全部恶性肿瘤的 8%，全球有逐年增长趋势。在我国，头颈部肿瘤约占全身恶性肿瘤的 10%～30.3%，男性相对常见，发病高峰年龄为 50～70 岁。

二、分类和分期

头颈部肿瘤（head and neck cancer）包括起源于鼻腔、鼻窦、唇、口腔、涎腺、咽和喉的肿瘤，而不包括来源于脑、眼、食管、甲状腺、头皮以及头颈部皮肤、肌肉和骨骼的肿瘤。在我国，最多见的头颈部恶性肿瘤为鼻咽癌，其次为喉癌、口腔癌、鼻腔及副鼻窦癌、口咽癌和涎腺癌。超过 90% 的头颈部恶性肿瘤为头颈部鳞癌（head and neck squamous cell carcinomas，HNSCC），约 5% 的头颈部恶性肿瘤为恶性黑色素瘤、淋巴瘤和肉瘤。约 60% 的 HNSCC 在初诊时已为进展期肿瘤。HNSCC 最常用的治疗方案随疾病的分期及病变部位有所不同，早期常用手术或放疗中的一种治疗方法，可使治愈率达到 80%，进展期肿瘤常需合并化疗，而对于局部进展期肿瘤不能手术切除，并且希望保留功能器官的患者，常同时进行化放疗（chemoradiotherapy，CRT）。HNSCC 常伴发淋巴结转移，并且容易复发，因此准确的分期及再分期对 HNSCC 治疗方案的选择至关重要。

在分期方面，头颈部鳞癌的分期方法有一定的相似之处。T 分期时，往往将原发肿瘤局限于原发部位或直径≤2 cm、累及特定部位 2 个区域或直径 2 ~ 4 cm、累及特定部位 3 个区域或直径大于 4 cm、累及深层或某些特定结构分别划分为 T_1、T_2、T_3、T_4，对除鼻咽癌的其他头颈部癌，T_4 可以根据是否可以切除进一步分为 a、b 两个亚组，即可切除者为 T_{4a}，不可切除者为 T_{4b}。N 分期时，可将头颈部肿瘤分为两类，即鼻咽癌和其余头颈部癌，具体 N 分期方法如表 8 - 1 所示。M 分期与全身其余部位肿瘤相同，有远处转移定义为 M_1，否则定义为 M_0。

表 8 - 1　头颈部癌 N 分期方法

	鼻咽癌	其余头颈部癌
N_0	无淋巴结转移	无淋巴结转移
N_1	锁骨上窝以上单侧淋巴结转移，和（或）单侧或双侧咽后淋巴结转移，所有转移淋巴结长径均≤6 cm（中线淋巴结为同侧）	同侧单个淋巴结转移，长径≤3 cm
N_2	锁骨上窝以上双侧淋巴结转移，所有转移淋巴结长径均≤6 cm（中线淋巴结为同侧）	同侧单个淋巴结转移，长径 >3 cm 但≤6 cm；同侧多个淋巴结转移、双侧淋巴结转移或对侧淋巴结转移，所有转移淋巴结长径均≤6 cm
N_3	转移淋巴结长径 >6 cm，和（或）锁骨上窝淋巴结转移（中线淋巴结为同侧）	转移淋巴结长径 >6 cm

同 N 分期相同，头颈部癌的总分期也可分为鼻咽癌和其余头颈部癌两类，其总分期方法如表 8 - 2 所示。

表 8 - 2　头颈部癌的总分期组合

	鼻咽癌	其余头颈部癌
0	$T_{is}N_0M_0$	$T_{is}N_0M_0$
I	$T_1N_0M_0$	$T_1N_0M_0$
II	$T_2N_0M_0$、$T_{1\sim2}N_1M_0$	$T_2N_0M_0$
III	$T_3N_{0\sim2}M_0$、$T_{1\sim2}N_0M_0$	$T_3N_0M_0$、$T_{1\sim3}N_0M_0$
IVA	$T_4N_{0\sim2}M_0$	$T_{4a}N_{0\sim2}M_0$、$T_{1\sim3}N_2M_0$
IVB	$T_{any}N_3M_0$	$T_{any}N_3M_0$、$T_{4b}N_{any}M_0$
IVC	$T_{any}N_{any}M_1$	$T_{any}N_{any}M_1$

三、其他影像学诊断技术

结构影像学检查方法如 CT、MRI 和 US 是目前用来对肿瘤诊断、分期和疗效评价的常用方法。

在评价头颈部恶性肿瘤方面，CT 是最常用的影像学检查方法，它既可以帮助界定原发病灶的侵犯范围，又可评价局部淋巴结转移情况，在发现局部骨骼因肿瘤侵犯导致骨质破坏方面，CT 的效能要优于 MRI。此外，胸腹部 CT 还可以发现其余部位的转移灶或潜在的原发肿瘤。

MRI 在原发病灶的大小、部位和侵犯范围上可提供准确信息，与 CT 相比，MRI 可以更加准确地区分肿瘤和正常组织，在不改变患者的体位情况下多平面显像，并且在不同对比剂的情况下显示血管。但 MRI 受运动伪影影响较大，特别是在口咽和喉咽。在鼻咽和口咽原发病灶的显示方面，增强 MRI 要优于 CT。

超声在头颈部恶性肿瘤方面的应用较局限，多数情况下用来评价较浅表的肿瘤如涎腺癌和颈部淋巴结的转移情况。

第二节　临床应用

一、原发灶的诊断

由于头颈部结构多为与外界相通的器官，易受外界的刺激，进而产生炎症，导致 FDG PET 显像时出现假阳性结果，并且头颈部诸多结构对 FDG 均有不同程度的摄取，易掩盖一些早期肿瘤，因此常规情况下不建议以诊断为目的用 FDG PET 对头颈部检查。

约 2%～9% 的头颈部鳞癌患者仅表现为颈部淋巴结转移，而通过临床检查并不能发现原发肿瘤。虽然经过一系列专门检查如内镜、常规 CT/MRI 等可以发现大多数此类患者的原发灶，但依然有 32%～45% 的患者未能发现原发灶，对于此类患者而言，PET 可以提供额外的有用信息，其发现此类患者原发灶的概率为 25%～47%，并且可以显示意外的转移灶。研究显示，PET/CT 在发现此类患者的原发灶方面的敏感性较单独 PET 有所提高，为 33%～57%。

二、临床分期

头颈部肿瘤 90% 以上均为亲 FDG 的 HNSCC，因此使 FDG PET/CT 在头颈部肿瘤方面的广泛应用成为可能。而 PET/CT 本身的技术优越性提高了头颈部病灶的定位效果、降低了模棱两可病灶出现的概率、减少了生理性摄取的干扰、增加了阅片者的自信心，对多达 18% 的患者治疗方案产生影响。之前单独 PET 不能辨别的棕色脂肪、肌肉等生理性摄取不再对诊断产生干扰。

1. T 分期

由于 HNSCC 在直视下或通过内窥镜容易观察，并且头颈部结构生理性摄取 FDG 的变异较大，常影响 PET/CT 对 HNSCC 侵犯范围的判断，此外增强 CT 和 MRI 较 PET 有高的分辨率，因此当前临床并不赞成用 FDG PET 对初诊的患者做 T 分期。然而，对口腔肿瘤来说，MRI 及 CT 对原发灶做 T 分期易受牙齿伪影的影响，但 PET 则受牙齿伪影影响的程度较小。拜克等分析存在 CT 和 MRI 伪影的 40 例口腔肿瘤患者后发现，FDG PET/CT 可为临床提供更加有用的分期信息，其对原发病灶的检出率高于 CT 和 MRI，分别为 96.3%、77.8%、85.2%，并且发现以最大 SUV = 3.5 作为临界值可以较好地预测原发肿瘤的体积，胜过 CT 及 MRI。对需要手术治疗的患者而言，PET 可为 31% 在 CT 或 MRI 上判断不明确的患者提供重要信息。前期研究显示，FDG PET 在放疗对头颈部肿瘤 GTV（Gross Tumor Volume）的勾画中也起到重要作用。然而，总的来说，PET/CT 在 T 分期方面较常规影像学检查方法并无较多优势。PET/CT 虽然在肿瘤周围组织侵犯的判断上效果较好，但由于系统的分辨率较差，可能对肿瘤沿黏膜、黏膜下及神经的侵犯范围估计不足。

2. N 分期

HNSCC 患者初诊时就有可能有多达 50% 的存在淋巴结转移，而是否存在淋巴结转移对预后存在很大影响，其中无淋巴结转移的 5 年生存率为 65%，反之这个数字会骤降至 29%。常规 CT 或 MRI 检查仅把直径大于 10 mm 的淋巴结判断为转移淋巴结，但有可能多达 40% 的转移淋巴结直径小于 10 mm，有报道显示，CT 和 MRI 对颈部淋巴结转移判断的特异性分别仅为 39%、48%。显然应用大小来鉴别淋巴结的良恶性效果并不好，而 CT 和 MRI 在头颈部肿瘤 N 分期上并不准确。

绝大多数文献报道显示，FDG PET 对 HNSCC 淋巴结转移诊断的效能高于 CT 和 MRI。梅塔分析显示 FDG PET 与其他常规分期方法（包括 CT、MRI 和超声引导下细针穿刺活检）对颈部淋巴结转移诊断的敏感性分别为 80%、75%，特异性分别为 86%、79%，如果仅与无创性检查 CT 和 MRI 相比，FDG PET 的特异性要高出 5% ~ 13%。而有报道显示 FDG PET/CT 为对淋巴结转移诊断的准确性较 CT 或 MRI 提高约 7% ~ 31%，进而显示 PET/CT 在 HNSCC 患者 N 分期方面的非凡价值。

有约 16% ~ 60% 临床诊断为 N_0 期的患者继而被发现有淋巴结转移，这为临床治疗方案的选择制造了麻烦。梅塔分析研究发现，FDG PET 在临床分期为 N_0 患者发现淋巴结转移的敏感性及特异性分别为 52%、93%，而其他常规分期方法为 45%、87%，表明与常规分期方法相比，PET 可能为此类患者的临床处置提供更多的信息。但 PET/CT 并不能完全替代颈部淋巴结活检，因为微小转移或与原发灶部位过于接近的淋巴结可能并不能被发现。科瓦克斯等对即将行颈部淋巴结清扫的患者研究后发现，联合应用 FDG PET 和前哨淋巴结活检两种方法可使约 19% 的患者避免不必要的颈部淋巴结清扫。

3. M 分期

判断 HNSCC 有无远处转移是 FDG PET 最有力的适应证。HNSCC 发生远处转移的可能性约为 2% ~ 18%，常见转移部位包括肺、骨骼和肝脏。远处转移的发生率随肿瘤分期的增加而增加，及时发现远处转移可避免患者接受不必要的根治性治疗。鼻咽癌最常见的转移部位是骨骼，约占 70% ~ 80%，而其他肿瘤最常转移的器官是肺，约占 2/3。常规情况下，胸片、腹部超声检查及骨扫描的联合应用成为目前临床对鼻咽癌进行 M 分期最常用的检查方法，但其敏感性仅有 33%，而胸部 CT 为其他头颈部肿瘤最常用的 M 分期检查，敏感性和特异性也分别只有 73%、80%。

Xu 等对大量文献进行 Meta 分析后显示，在对 HNSCC 远处转移的判断方面，FDG PET 和 FDG PET/CT 效能大致相当，总的敏感性分别为 85%、88%，特异性分别为 95%、95%，阳性似然比分别为 17.4、16.7，阴性似然比分别为 0.17、0.14。

三、治疗反应

治疗反应需要在治疗的早期评价，也就是说往往需要在整个治疗计划的间期进行评价，但在治疗早期肿瘤的形态学改变可能并不大，而肿瘤的代谢改变却可以表现为明显的变化。亨切尔等对 HNSCC 患者在 CRT 的第 1～2 周（放疗剂量为 10～20Gy）时行早期 PET 显像，发现如果此时肿瘤的 SUVmax 降低超过 50%，是预后良好的标志。尽管上述研究结果显示出了 PET 在评价治疗反应方面的潜力，但 PET 在此方面的应用价值尚存在不确定性。HNSCC 的治疗方法主要是同时联合应用 CRT，并且大量研究显示同时 CRT 可达到良好的局部控制率，如这种治疗失败，目前尚缺乏一种确定的替代治疗方法，因此治疗间期 PET 扫描结果在如何可能改变患者的治疗方案上尚不明确。此外，治疗间期 PET 扫描时间点的选择仍缺乏统一的意见。因此 PET 对 HNSCC 患者放化疗早期进行治疗反应方面评价应用价值尚待进一步的系统研究。

四、在放疗计划中的应用

新的高精度放疗（High－precision Tadiotherapy，RT）技术，诸如调强放疗、三维适形放疗和质子束放疗可以在避免对正常组织造成不可接受的损伤的情况下使肿瘤得到最恰当的治疗，从而提高肿瘤控制率和减少与治疗相关的不良反应。但这些技术无一不依赖于影像学检查对肿瘤体积的准确勾画和治疗期间的疗效评价。由于 PET/CT 在 HNSCC 分期上的优越性，其可能因发现正常大小的转移淋巴结而提高所需放疗的肿瘤体积，而如果 PET 发现远处转移，则整个放疗计划可能被明显改变。另一方面，对有部分坏死的肿瘤而言，以 PET/CT 勾画的 GTV 可能小于以 CT 勾画的 GTV。虽然在放疗计划中整合 PET 数据可能会明显改变放疗靶区，然而，PET 对骨髓浸润和神经周围侵犯的判断能力常不及 MRI。

索托等回顾性研究 61 例 3D CRT 或 IMRT 治疗后的 HNSCC 患者，并将 PET 所勾画的生物靶区与放疗后局部复发区域做比较，发现在所有 9 例复发的病例里仅有 1 例的复发区域超出了 PET BTV 范围，其余均在 PET BTV 范围内，有学者建议 PET 在确定 GTV 方面应该起重要作用，但是不能仅依赖 PET。罗斯柴尔德等将联合应用 PET/CT 和 IMRT 与联合应用常规检查和 3D CRT 的咽癌患者进行对比研究后发现，前者的 1 年和 2 年无病生存率分别为 90%、80%，而对照组为 72%、56%（P=0.005）。由于 PET 对放疗靶区勾画的方法目前尚缺乏统一标准，在与常规影像学检查方法所勾画的靶区比较时，布林等发现，PET/CT 与增强 CT 所勾画的 GTV 并不存在统计学差异。而安总结文献后建议 PET 显像在肿瘤放疗靶区勾画上的实用价值应该是帮助确定哪些部位需要更大剂量的照射。

尽管绝大多数研究证实 PET/CT 可以改变放疗计划，但 PET/CT 在放疗计划和 GTV 的勾画上仍存在很多问题，其中最大也是目前存在争议最多的问题是肿瘤边界的确定。肿瘤在 PET 图像上所显示的体积大小与所选择的窗宽有关，改变 PET 的窗位可导致靶区体积发生相当大的变化，从而导致对靶区体积的高估或估计不足。目前在临床上应用较多的方法包括临界值法和梯度法，临界值法常选择某一特定 SUV，如 2.5 或肝脏摄取值作为肿瘤的边界，梯度法则以肿瘤摄取值的某一百分比，如 50% 来勾画肿瘤的边界。圣特斯 等在研究咽癌患者时发现，梯度法较临界值法更为准确，后者对肿瘤体积的估计较真实值增加了68%。但上述方法目前仍处于研究阶段，均未达成一致性意见。当前亟须在业内发展并形成一种客观且可重复性强的靶区勾画方法，从而减少不同观察者或中心之间的不一致。除靶区勾画问题外，GTV 的改变和对高代谢区增加更多的照射剂量是否具有临床意义目前尚不确定。只有解决上述问题，才会帮助我们发现 PET 在放射治疗计划中的最终影响，但这需要大量临床预后及效益分析实验数据。

第三节　疗效评价及随访

一、疗效评价

1. PET 疗效评价的最佳检查时间

为了准确评价疗效，对 PET 显像时间的选择非常重要，但治疗后的炎症和修复反应使疗效监测变得更为复杂。在治疗结束后的早期时间，肿瘤细胞葡萄糖转运紊乱导致的 FDG 摄取动力学改变或治疗所引起的血管损伤均可引起残留肿瘤表现为 FDG 摄取减低，而并非真正的细胞死亡，从而在 PET 扫描上出现假阴性结果。同时，在治疗结束后的早些时间，颈部淋巴结也有可能出现由放化疗所引起的炎性反应性改变，如这些淋巴结在治疗前的基线扫描上没有表现为 FDG 的摄取增高，常可得到正确识别，但对于转移性颈部淋巴结在治疗后早期仍表现为 FDG 的摄取增高，则较难于鉴别。

一般情况下，PET 扫描的假阳性率会随着治疗后时间的延长而降低。目前一般建议除非临床治疗要求更早时间扫描，PET 扫描应在治疗完成后 10 ~ 12 周进行，届时，绝大多数治疗后炎性改变将会消退，从而减少假阳性图像判读的可能性。古普塔等对 51 篇文献共 2 335 例 HNSCC 患者进行 Meta 分析后发现，如果以时间作为协变量做 Meta 回归分析的话，PET 发现病灶的敏感性在治疗后 12 周以上较高。早期扫描研究发现，放疗结束后 1 月时 PET 的敏感性和特异性分别为 88%、95%，此时肿瘤部位仍持续性摄取 FDG 则强烈提示肿瘤残留。此外为了避免与创伤有关的假阳性摄取，常建议穿刺后 5 ~ 7 天或手术切除后 6 周进行 PET 检查。

2. HNSCC 疗效评价 PET 图像判读标准

由于 PET/CT 可以避免多数模棱两可的判断，如鉴别正常结构和淋巴结的摄取，因此建议 HNSCC 患者行 PET 疗效评价时使用同机 PET/CT 融合显像，而不是单独 PET。虽然 HNSCC 在治疗后会在数周内出现 FDG 的摄取程度减低，但和其他部位病变一样，FDG 的摄取可能会持续存在数月，多数呈轻至中度摄取，可能的原因包括肿瘤残留、炎症、脓肿形成和放射性坏死。一般情况下，局限且呈不对称性摄取的病灶，如其摄取水平高于周围正常组织（特别是肌肉和血管），且在 PET/CT 上，异常摄取与原发病灶或淋巴结相融合（而不是血管、脂肪组织、骨骼肌或其他部位），则应考虑到是否为活性肿瘤组织残留。反之，照射野内的弥漫性 FDG 摄取常是放射性炎症的表现。马龙等对 31 例 CRT 后 6 ~ 8 周的 HNSCC 患者分析，以大于血池水平作为肿瘤残留的标准，发现 PET/CT 在预测原发灶部位肿瘤残留的敏感性、特异性、PPV、NPV 分别为 83%、54%、31%、92%，对治疗前颈部淋巴结转移的患者发现颈部淋巴结肿瘤残留的敏感性、特异性、PPV 和 NPV 分别为 75%、>94%、>75%、94%。

弗拉斯蒂艾尔等对大样本 HNSCC 的患者观察研究显示，局部进展期

HNSCC 患者同时 CRT 后发生明显副反应的占 82%，其中 41% 的患者会出现 3～4 级的黏膜炎，14% 的患者出现喉部副反应，这些副反应导致治疗后 CT 检查常常能够发现喉部水肿和由治疗引起的喉周软组织浸润性改变，并且可能伴随不特异的强化。同样，这些副反应也有可能会在 CRT 后长时间内表现为喉部或口咽的 FDG 摄取增高。并且由于化疗有辐射敏化剂的作用，不但可以增加受照射肿瘤对射线的敏感性，同时也增加照射野内正常组织的放射线敏感性，因此同时 CRT 所导致的治疗后炎症比单纯放疗后更明显。对绝大多数患者而言，放射性炎症常呈轻至中度摄取，并且沿整个喉部或口咽部弥漫性分布，但局限性摄取增高需引起注意，因为这种表现可能与放射性溃疡和活性肿瘤组织残留有关。由于 CRT 治疗 HNSCC 有着相对较高的有效率，因此病灶持续存在并不常见，此时密切结合患者的临床表现对图像判读很重要。

SUV 在鉴别肿瘤残留和炎症方面并不可靠，姚等回顾性分析发现，如以 SUV = 2.9 作为判断肿瘤残留的临界值时，其敏感性和特异性分别可达 100%、97%，但 Ong 等在相似的患者中比较上述临界值和我们前面提到的判断标准后发现，SUV 临界值法在鉴别诊断上的敏感性和特异性分别为 57% 和 84%，而目测法的敏感性和特异性分别为 71%、89%。由此看来，由单个研究机构的特定人群的所推导出的 SUV 临界值可能并不适用，而且，在良恶性病变之间也不太可能真正存在截然的 SUV 临界值。此外，SUV 仅仅是经一定的计算方法由计算机所生成的一个参数，只能起到参考作用，并不能真正取代临床工作者在工作中所积累的影像图像判读和分析经验。

3. PET 在疗效评价方面的应用

放化疗是 HNSCC 主要的治疗方法，HNSCC 颈部淋巴结转移放疗的完全缓解（Complete Remission，CR）率介于 59%～83% 之间，与放疗剂量呈正相关，与淋巴结大小、N 分期呈负相关。文献显示，对于达到临床 CR（颈部无明显肿块残留）的 $N_{2～3}$ 期患者，其肿瘤残留率为 16%～39%。进展期 HNSCC 局部复发率可达 45%，其中以 3、4 期肿瘤复发率最高，绝大多数发生在放疗后 2 年内，局部复发早期发现可进行及时的补救治疗，使 2 年无复发生存率高达 70%，晚期发现常预后较差，1 年生存率仅为 20%。

对根治性治疗后不能达到局部控制的患者，常建议在放疗后 6～8 周、放射性纤维化开始形成之前对头颈部肿瘤行补救性外科手术。早期研究发现，临床特点和结构影像学检查在鉴别肿瘤残留上并不可靠，淋巴结清扫是根治所有颈部残留病灶的唯一方法，在颈部转移性 HNSCC 放疗后行颈部淋巴结清扫，可达到良好的治疗效果。此后"计划性颈部淋巴结清扫术"被广泛应用于所有 $N_{2\sim3}$ 期及放疗后仍可扪及颈部淋巴结的 N_1 期患者。但近期研究发现联合应用 CRT 可较单纯放疗提高局部控制率及治疗反应率，从而使在所有 $N_{2\sim3}$ 期患者中应用"计划性颈部淋巴结清扫"产生争议，反对手术者认为高危人群需要行颈部淋巴结清扫，但对绝大多数患者而言，密切临床随访和观察比较适合。

总之，对初次治疗结束的 HNSCC 患者，要想达到良好的疾病控制率和生存指数的重点是早期准确发现残留和复发病灶，并且需要良好的显像手段进行分期和疗效评价。

结构影像学如增强 CT 或 MRI，和功能影像学 PET 目前正在成为 HNSCC 的疗效评价的常用方法。但肿瘤治疗后常会出现局部解剖结构扭曲、组织充血水肿和纤维化，致使以形态结构为基础的影像学方法对该部位的检查大为受限，即使用纤维喉镜检查，也难将放疗后改变、水肿与复发相鉴别，在这种情况下，活检结果也可能会是非特异性的改变。多数研究发现 PET 或 PET/CT 在鉴别肿瘤残留或治疗后改变上有较高的实用价值。

古普塔等对 51 篇文献共 2 335 例 HNSCC 患者进行 Meta 分析后发现，PET 或 PET/CT 在判断治疗后有无残留或复发方面的效能很高。其中判断原发灶部位肿瘤残留或复发的敏感性、特异性、PPV 和 NPV 分别为 79.9%、87.5%、58.6%、95.1%，在判断颈部转移淋巴结方面，上述数据分别为 72.7%、87.6%、52.1%、94.5%。并且显示，如果以时间作为共同变量做 Meta 回归分析的话，PET 发现病灶的敏感性在治疗后 12 周以上较高。以上可以看出，虽然 PET 或 PET/CT 的阳性预测值较低，但 NPV 极高，治疗后 PET 阴性强烈提示无活性肿瘤组织残留，对 PET 扫描颈部淋巴结显示为阴性的患者，颈部淋巴结清扫术可以延期或避免。

与其他影像学检查比较，亚罕姆妮 等对比研究 PET/CT 和 MRI 在诊断 HNSCC 治疗后复发中的价值时发现，在治疗后第 4 个月时，PET/CT 发现复发的敏感性为 92%，而 MRI 为 70%，在治疗后 12 个月时，两种检查方法的诊断效能无统计学差异。卡尔伯斯等回顾分析自 1994 – 2003 年有关 PET 在 HNSCC 放化疗后有无残留或复发的文章，结果显示，PET 的敏感性和特异性分别为 86% 和 73%，明显高于 CT 和（或）MRI 的 56%、59%。即使在结核病和其他慢性肉芽肿性感染流行地区，卡普尔等对超声（sonography），增强 CT 和 PET/CT 做对比研究后发现，三种检查方法在诊断 HNSCC 治疗后颈部淋巴结复发的敏感性分别为 66.67%、66.67%、93.55%，特异性分别为 55.56%、48.15%、75%，PPV 分别为 66.67%、63.16%、78.38%，NPV 分别为 55.56%、52%、92.31%，从而显示 PET 在发现颈部肿瘤复发上较常规影像学检查方法更为有效，但由于 FDG PET 对肿瘤和炎症均较敏感，且所研究地区人群的结核和其他慢性肉芽肿性炎发病率较高，因此在该研究中，PET 的特异性和阳性预测值均相对较低。然而，其特异性较传统影像学检查依然较高，另一方面，PET/CT 扫描阴性可以可靠地排除疾病，可能为患者避免不必要的诊断或手术操作提供技术依据。

但既往文献绝大多数为回顾性分析，因此，能否用颈部淋巴结 PET 扫描阴性这一标准来避免颈部淋巴结清扫术，特别是放化疗后仍有颈部肿大淋巴结情况下，尚需要进行进一步的前瞻性研究。另一点需要注意的是，PET 扫描的 PPV 较低，局限性 FDG 摄取增高并不总是意味着恶性病变，感染、淋巴结反应性增生、放射性坏死和增生均可导致 FDG 摄取增高，此时需与临床相结合，必要时行活检以除外非特异性摄取，即使活检未发现肿瘤细胞，有 PET 阳性发现的患者仍需要密切随访，因为一些此类的患者会继而被证实的确存在复发。

科斯泰诺格鲁等对以往文献进行综合分析发现，放疗后 1 个月肿瘤部位仍然摄取 FDG 强烈提示肿瘤组织残留，并且此类的患者预后较差，PET 扫描阳性发现可以指导临床医生立即进行下一步治疗。此外，虽然 CRT 后 PET 检查的 PPV 相对较低，但实际上，如果经过正当的图像判读的话，绝大多数的假阳性结果会被避免。假阴性扫描在 CRT 结束后较短时间段内发生率较高，与肿瘤细胞被治疗所抑制有关，目前的一致性意见是 CRT 后 3 个月行 PET 检查可使敏感性和特异性达到最高，然而具体在哪个时间点检查需结合临床检查目的，更早期的显像在进行图像判读时需考虑到治疗后的时间间隔和患者的临床表现。

二、预测预后

对非手术治疗的 HNSCC 患者而言，即使在具有相同 T、N 分期的患者群，也很难可靠地预测治疗结果。有报道显示 FDG 摄取值与 HNSCC 局部控制率和无病生存率有关，在一项口咽鳞癌的研究中，治疗前 SUV 是一个独立的预后因素，并且可以用来指导更有效的治疗方案，同样，希金斯等研究发现，如原发灶的 SUVmean 较高，则预示着较低的 2 年无病生存率。然而，这种观点目前尚存在争议，希纳格尔 等研究 77 例 Ⅱ ～ Ⅳ头颈部肿瘤患者后发现，与 CT 比较，FDG 摄取值无论是肉眼观察、还是 SUVmax 或 SUVmean 均不能提供更多预测放化疗的结果信息。崔等研究 56 例经手术治疗的头颈部肿瘤患者，通过多因素分析，发现如果以 SUV = 2.5 作为肿瘤边界的话，患者的无病生存率及总生存率与其勾画的活性肿瘤体积（Metabolic Tumor Volume，MTV）的大小相关，与原发或转移性肿瘤的 SUVmax 的相关性无统计学意义。但前瞻性研究发现，对于PET 发现在传统影像学检查上没有显示的额外病灶的患者，达到 CR 的可能性很小，并且往往有较差的无病生存率。也有研究发现，治疗后 PET 显示为 CR的患者预后较高。帕塞罗等对 53 例接受根治性放化疗的Ⅲ ~ Ⅳb 的头颈部鳞癌患者进行分析后发现，治疗后 PET 扫描阴性与疾病无进展生存率（progression - free status，PFS）相关，对于 PET 诊断 CR 的患者，其 2 年 PFS 为 93%，而 PET诊断不能达到 CR 的患者，其 2 年 PFS 为 48%（P = 0.0002）。

三、随访

HNSCC 患者治疗后规律随访是对患者治疗的重要组成部分，治疗后随访的目的是早期发现局部复发和第二种原发恶性肿瘤。

目前仍缺乏随机对照的前瞻性研究显示任何类型的以早期发现复发或转移为目的的随访机制可以使 HNSCC 患者在生存方面受益。一些观察研究发现，与那些因有临床症状而发现的复发相比，常规随访所发现的复发患者预后要好，但这一结果尚存在争议。对那些初治时为疾病早期和那些未来仍有根治性治疗选择的患者，如仅接受手术或放疗等单一治疗的 T_1 和 T_2 期患者，治疗后随访可能最有实际意义。如 Haas 等研究发现，对于那些初治时为 T_1 或 T_2 的患者而言，第二次治疗后仍有87%可以生存2年以上，而对那些存在淋巴结转移的患者，这个概率仅为30%。尽管遵循目前所推荐的随访方法，那些初治时为进展期的患者预后依然较差。

对原发肿瘤部位及颈部的影像学随访应在治疗后6个月内开始，进而可为随后的随访检查做基线参考。研究显示，常规头颈部影像学随访在发现复发方面较临床体格检查并没有明显的优势，因此随后的影像学随访一般基于是否存在阳性症状或体征，对无症状患者不常规行影像学检查。但对那些因肿瘤自身特点和（或）治疗后评价发现有局部复发高危因素的患者，需要更加频繁的影像学检查。对这些患者而言，放射学检查应该针对特定患者而制定。例如对于那些存在残留肿块（PET显示阳性或阴性）但活检阴性的患者，以及那些颈部残留淋巴结但未行淋巴结清扫术的患者，需要用CT或MRI随访，随访频率取决于不同的临床情况，但一般在治疗后的前2~3年内每6个月1次。

CT、MRI、PET和US是目前用来对局部复发检测的常用影像学检查方法，但在设定治疗后的随访计划时，应该尽可能地减少CT扫描，特别是对那些年轻患者，因为射线本身是导致第二肿瘤的危险因素之一。此外，对所有局部复发的患者而言，在治疗前均应评价有无远处转移。

HNSCC伴发呼吸道或消化道第二种肿瘤的概率较高，其中肺癌最为常见，预计在治疗后20年的总发病率约为13%。尽管目前无证据显示随访可以延长复发患者的生存时间，但早期发现头颈部或肺部第二种恶性肿瘤可以改善某些患者的预后。

PET或PET/CT在HNSCC的随访方面也有着一定的价值。亚伯格拉尔等对91例临床诊断为CR的HNSCC患者在治疗后1年时进行全身PET/CT随访，发现如以PET阳性作为肿瘤复发的标准，其敏感性、特异性、PPV、NPV及总的准确性分别为100%、85%、77%、100%、90%。由此不难发现，PET/CT阴性预测值极高，当PET/CT扫描为阴性时，可以排除肿瘤复发，但对于怀疑肿瘤复发的患者，尚需活检进一步确诊，因为仍有约1/4的患者可能出现假阳性结果。

与常规影像学检查比较，PET/CT可以较容易的发现被遗漏的第二种肿瘤病灶，使之得到及时的治疗。但与MRI比较，亚罕姆妮等发现，HNSCC治疗后1

年时两种检查方法在复发上的诊断效能无统计学差异。

美国国家综合癌症网络（National Comprehensive Cancer Network，NCCN）对随访的建议包括：①病史询问和体格检查：总体为治疗结束后随访频次逐年减低，第 1 年 1 次／（1～3）个月，第 2 年 1 次／（2～4）个月，第 3～5 年 1 次／（4～6）个月，5 年后每 1 年或半年一次。②影像学检查：初治结束后行头颈部影像学检查，作为以后随访的参考，随后的影像学检查取决于患者主诉和体格检查结果。③肺部低剂量 CT 扫描：适用于那些有肺内第二种原发恶性肿瘤高危因素的患者。

参考文献

[1] 刘惠，郭冬梅，邱天爽. 医学图像处理 [M]. 北京：电子工业出版社，2020.

[2] 王振常，龚启勇. 放射影像学 [M]. 北京：人民卫生出版社，2020.

[3] 陈晶，王红光. 基层医院实用影像检查技术 [M]. 北京：人民卫生出版社，2020.

[4] 雷子乔，郑艳芬. 医学影像技术 [M]. 北京：人民卫生出版社，2020.

[5] 赵一平，袁欣. 乳腺疾病影像诊断与分析 [M]. 北京：科学出版社，2020.

[6] 王振常，龚启勇. 放射影像学 [M]. 北京：人民卫生出版社，2020.

[7] 罗京伟，徐国镇，高黎. 头颈部肿瘤放射治疗图谱 [M]. 北京：人民卫生出版社，2020.

[8] 张龙江，卢光明. 全身 CT 血管成像诊断学 [M]. 北京：军事科学出版社，2020.

[9] 夏瑞明，刘林祥. 医学影像诊断学 [M]. 北京：人民卫生出版社，2020.

[10] 郭启勇. 实用放射学 [M]. 北京：人民卫生出版社，2020.

[11] 荆彦平，骆宾. 中枢神经影像诊断学 [M]. 郑州：郑州大学出版社，2020.

[12] 陈晶. CT/MR 特殊影像检查技术及其应用 [M]. 北京：人民卫生出版社，2020.

[13] 王培军. 中华影像医学 [M]. 北京：人民卫生出版社，2020.

[14] 张卫萍，樊先茂. CT 检查技术 [M]. 北京：人民卫生出版社，2020.

［15］张涛. 放射治疗技术［M］. 北京：人民卫生出版社，2020.

［16］于广会，肖成明. 医学影像诊断学［M］. 北京：中国医药科技出版社，2020.

［17］王翔，张树桐. 临床影像学诊断指南［M］. 郑州：河南科学技术出版社，2020.

［18］张嵩. 肺部疾病临床与影像解析［M］. 北京：科学出版社，2018.

［19］余建明，刘广月. 医学影像技术学［M］. 北京：人民卫生出版社，2017.

［20］高剑波. 中华医学影像技术学［M］. 北京：人民卫生出版社，2017.